华西医学大系

解读"华西现象"

讲述华西故事

展示华西成果

# 衰弱老年人医院内照护新模式:ACE单元

SHUAIRUO LAONIANREN YIYUAN NEI ZHAOHU XINMOSHI:ACE DANYUAN

主 编 曹 立 董碧蓉

四川科学技术出版社
·成都·

**图书在版编目（CIP）数据**

衰弱老年人医院内照护新模式：ACE单元 / 曹立，董碧蓉主编. -- 成都：四川科学技术出版社，2020.11（2024.11重印）

ISBN 978-7-5364-9977-5

Ⅰ.①衰… Ⅱ.①曹…②董… Ⅲ.①老年人 – 护理 Ⅳ.①R473.59

中国版本图书馆CIP数据核字（2020）第226352号

## 衰弱老年人医院内照护新模式：ACE单元

主 编 曹 立 董碧蓉

| | |
|---|---|
| 出 品 人 | 程佳月 |
| 责任编辑 | 李迎军 |
| 封面设计 | 经典记忆 |
| 版式设计 | 大 路 |
| 责任校对 | 易 伟 |
| 责任出版 | 欧晓春 |
| 出版发行 | 四川科学技术出版社 |
| 地 址 | 四川省成都市青羊区槐树街2号 邮政编码：610031 |
| 成品尺寸 | 156mm×236mm |
| 印 张 | 16.5 字 数 330 千 |
| 印 刷 | 成都蜀通印务有限责任公司 |
| 版 次 | 2020年12月第1版 |
| 印 次 | 2024年11月第2次印刷 |
| 定 价 | 68.00元 |

ISBN 978-7-5364-9977-5

## 本书编委会

主　编：曹　立　董碧蓉

编　者：（排名不分先后）

王任杰　卢　静　龙　江　冯冬梅　任　静

张　蒙　李　颖　岳冀蓉　杨　雪　陈　茜

杨永红　杨梦璇　侯利莎　莫　莉　高浪丽

曹　立　黄晓丽　景小凡　黄熹微　黄　进

徐　杰　葛　宁　蒋佼佼　蒋希乐

# 《华西医学大系》总序

　　由四川大学华西临床医学院/华西医院（简称"华西"）与新华文轩出版传媒股份有限公司（简称"新华文轩"）共同策划、精心打造的《华西医学大系》陆续与读者见面了，这是双方强强联合，共同助力健康中国战略、推动文化大繁荣的重要举措。

　　百年华西，历经120多年的历史与沉淀，华西人在每一个历史时期均辛勤耕耘，全力奉献。改革开放以来，华西励精图治、奋进创新，坚守"关怀、服务"的理念，遵循"厚德精业、求实创新"的院训，为践行中国特色卫生与健康发展道路，全心全意为人民健康服务做出了积极努力和应有贡献，华西也由此成为了全国一流、世界知名的医（学）院。如何继续传承百年华西文化，如何最大化发挥华西优质医疗资源辐射作用？这是处在新时代站位的华西需要积极思考和探索的问题。

　　新华文轩，作为我国首家"A+H"出版传媒企业、中国出版发行业排头兵，一直都以传承弘扬中华文明、引领产业发展为使命，以坚持导向、服务人民为己任。进入新时代后，新华文轩提出了坚持精准出版、精细出版、精品出版的"三精"出版发展思路，全心全意为推动我国文化发展与繁荣做出了积极努力和应有贡献。如何充分发挥新华文轩的出版和渠道优势，不断满足人民日益增长的美好生活需要？这是新华文轩一直以来积极思考和探索的问题。

　　基于上述思考，四川大学华西临床医学院/华西医院与新华文轩出版传媒股份有限公司于2018年4月18日共同签署了战略合作协议，启动了《华西医学大系》出版项目并将其作为双方战略合作的重要方面和旗舰项目，共同向承担《华西医学大系》出版工作的四川科学技术出版社授予了"华西医学出版中心"铭牌。

　　人民健康是民族昌盛和国家富强的重要标志，没有全民健康，就没有全面小康，医疗卫生服务直接关系人民身体健康。医学出版是医药卫生事业发展的重要组成部分，不断总结医学经验，向学界、社会推广医学成果，普及医学知识，对我国医疗水平的整体提高、对国民健康素养的整体提升均具有重要的推动作用。华西与新华文轩作为国内有影响力的大型医学健康机构与大型文化传媒企业，深入贯彻落实健康中国战略、文化强国战略，积极开展跨界合作，联合打造《华西医学大系》，展示了双方共同助力健康中国战略的开阔视野、务实精神和坚定信心。

　　华西之所以能够成就中国医学界的"华西现象"，既在于党政同心、齐抓共管，又在于华西始终注重临床、教学、科研、管理这四个方面协调发展、齐头并进。教学是基础，科研是动力，医疗是中心，管理是保障，四者有机结合，使华西人才辈出，临床医疗水平不断提高，科研水平不断提升，管理方法不断创新，核心竞争力不断增强。

　　《华西医学大系》将全面系统深入展示华西医院在学术研究、临床诊疗、人才建设、管理创新、科学普及、社会贡献等方面的发展成就；是华西医院长期积累的医学知识产权与保护的重大项目，是华西医院品牌建设、文化建设的重大项目，也是讲好"华西故事"、展示"华西人"风采、弘扬"华西精神"的重大项目。

《华西医学大系》主要包括以下子系列：

①《学术精品系列》：总结华西医（学）院取得的学术成果，学术影响力强；②《临床实用技术系列》：主要介绍临床各方面的适宜技术、新技术等，针对性、指导性强；③《医学科普系列》：聚焦百姓最关心的、最迫切需要的医学科普知识，以百姓喜闻乐见的方式呈现；④《医院管理创新系列》：展示华西医（学）院管理改革创新的系列成果，体现华西"厚德精业、求实创新"的院训，探索华西医院管理创新成果的产权保护，推广华西优秀的管理理念；⑤《精准医疗扶贫系列》：包括华西特色智力扶贫的相关内容，旨在提高贫困地区基层医院的临床诊疗水平；⑥《名医名家系列》：展示华西人的医学成就、贡献和风采，弘扬华西精神；⑦《百年华西系列》：聚焦百年华西历史，书写百年华西故事。

我们将以精益求精的精神和持之以恒的毅力精心打造《华西医学大系》，将华西的医学成果转化为出版成果，向西部、全国乃至海外传播，提升我国医疗资源均衡化水平，造福更多的患者，推动我国全民健康事业向更高的层次迈进。

《华西医学大系》编委会

2018年7月

# 前　言


中国人口正在加速老龄化。我国1999年已经进入老龄化社会。2019年我国65岁以上老年人达到了总人口的12.6%，预计将在2022年达到14%，由老龄化社会进入老龄社会。这使我国发展老年医学的需求极为迫切。经过老年医学同仁们不懈努力，得益于国家政策支持力度的加大和社会对老年医学关注度的提高，我国老年医学在近20年取得了长足的进展。我国老年医学的研究和实践从基础研究、临床研究到临床实践，从单一疾病到老年综合征，从社区、机构照护到医院内的照护正在日益完善，逐渐与世界接轨。

老年医学的临床实践以老年综合评估和多学科团队照护为特点。这一典型的模式在发达国家已经成熟，而在我国老年人照护的各种场景中还处于尝试阶段。在医院内老年人照护的急性阶段，老年医学的实践模式尤其需要探索和创建。华西医院的老年医学同仁们从2016年开始，将欧美老年人急性期照护单元（acute care for elders unit，ACE单元）的模式引进中国，并进行了适合中国国情的改良。经过4年的努力，华西医院的中国首个ACE单元，已经形成了成熟的工作模式，完全做到将老年医学的实践融合到传统内科的照护模式中。本书正是对中国化的ACE单元的实践经验和理论的总结。

　　本书第一篇介绍ACE单元建立的基本方案和技术要素，第二篇对ACE单元关注的主要老年综合征的管理进行阐述。第二篇各章，依次阐述老年综合征对老年人健康的影响、老年综合征的评估方法、老年综合征的干预要点及跨学科团队的责任分工。本书力图简明扼要并清晰地展示ACE单元中老年医学的理念和技术如何落地，老年综合评估和跨学科团队照护如何实施。本书可以作为复制ACE单元的操作手册。

　　本书的编者都是华西医院对老年人诊治临床经验丰富的医护人员，或者在ACE单元从事临床工作的多学科团队成员，包括康复治疗师、临床营养师、临床药师，以及社会工作者。由于老年医学多学科团队共同照护的特点，多数章节都是由不同学科的作者共同创作编辑完成。杨永红医生和景小凡营养师对本书第二篇中全部章节的康复和营养干预团队分工部分提供了初稿，并进行了最后审定。

　　本书是中国ACE单元的第一部总结性的专著，相信它对致力于建设具有中国特色的医院内老年人照护模式的所有医学同仁都有帮助。也欢迎大家结合实践，指出本书的不足，共同探讨。

　　感谢在ACE单元工作过的所有多学科同仁的辛勤付出！

　　感谢Joseph H. Flaherty教授对ACE单元建设的指导和贡献！

曹　立　董碧蓉

2020年6月14日

# 目 录

第一篇

# ACE单元的建立

中国和世界都在迎来加速的老龄化。我国的北京某医院调查显示2012年至2014年出院患者中60岁以上占35.5%。住院患者中老年人的比例增高,在中国的各大医院正在逐渐成为常态。这对住院期间老年人的照护质量提出挑战。在老龄化并非最严重的发达国家美国,2008年,65岁及以上患者占住院成人的40%,这一人群的住院花费接近所有用于住院的医疗保健费用的一半,而他们占全美总人口比例还不足13%。这足以显示老年人住院给社会健康照护系统带来的压力。ACE单元是在发达国家已经成熟的医院内老年患者照护模式,它给老年患者和医疗系统带来的获益已经被多项研究证实。本篇结合国外文献和本书著者单位华西医院的实践经验,介绍ACE单元建立的方案。

# 第一章
# ACE单元概述

　　住院对老年人健康的打击不仅来自疾病恶化，同样重要的是住院事件本身对老年人独立生活能力的打击。住院事件往往伴随着老年人的失能（disability）加重。失能又被称为功能丢失（function loss），指的是老年人的日常生活能力（activities of daily living，ADL）、行走能力（mobility）及认知功能（cognitive function）的丢失。住院事件对老年人的打击不仅来自于疾病的急性加重，也来自于住院期间的诊疗措施。在住院期间发生的失能被称为住院相关的失能（hospitalization associated disability，HAD）。传统内科的治疗模式给予他们以疾病为中心的照护，这种常规的照护中，卧床时间增加、脱离家庭和日常生活熟悉的环境、强化的药物（如胰岛素控制血糖、脱水利尿）、以治疗的名义给予的各种约束（比如尿管、镇静药物、物理约束带）和经口进食的减少等状况实际上导致了老年人的日常生活能力、行走能力、认知功能的下降，增加跌倒的风险，恶化了营养不良，使谵妄的风险增高，药物不良反应和院内感染更容易发生。衰弱老人在上述情况下，更容易一蹶不振，甚至死亡。

老年住院患者较之于年轻成人的特殊之处根本上在于老年患者的易损性，也就是随着增龄而增加的衰弱的状态。这种易损性的增高是应对外界应激的生理储备下降的结果（图1-1-1）。老年人多种慢性疾病（如高血压、慢性肾脏疾病和心力衰竭）的患病率较高，在一生中逐渐累积的损伤和器官功能减退，减弱了对抗外界应激的能力。当处于非急性期时，老年人处于器官系统功能的相对稳态。急性损伤或应激可能促使一个或多个器官系统"跨过危险边缘"，稳态失衡，导致器官衰竭。当一个器官系统衰竭时，其他器官系统通常相继衰竭。存在多种慢性疾病或器官功能减退的老年人出现急性疾病时，那些看似与所出现问题无关的器官系统可能缺乏储备来抵抗应激，更容易失去稳态，发生功能障碍。例如，谵妄就是继发于各种内科情况的大脑功能急性衰竭。这些稳态失衡导致住院时间的延长、持续的器官系统功能减退，甚至死亡率增加。住院事件对衰弱老年患者的打击绝不仅仅只表现在个别器官系统的损害，从整体上来讲，衰弱老年患者的行走、梳洗、做家务等基本生活能力受到损害，较之年轻人，他们更难达到住院治疗的基本目的——回到生病以前的生活状态。

国外的数据显示，社区居住的65岁以上老年人住院的第一诊断主要为心血管疾病（28.6%）和感染（16.2%），而肺炎和败血症是主要的两种感染。老年患者的平均住院时间更长（年龄≥65岁的患者平均为5.5日，45～64岁患者为5.0日，15～44岁患者为3.7日）。随着年龄增长，患者趋于多病共存增加且失能更多，使他们更容易在住院期间发生不良事件，包括院内并发症和药物不良反应。大多数较年轻的患者出院后能够回家，而85岁及以上患者有40%出院后需转至专业护理机构进行后续的照护。

衰弱增加了住院相关的失能，住院事件的打击又加重了衰弱的程度。这就是人们常见到老年人住院一次"衰"一次的原因。目前针对衰弱这一涉及了复杂机制的老年综合征，尚没有可以"治疗"的药物。对衰弱有效的干预措施包括量体裁衣的运动干预、谨慎的用药方案以及适当的营养干预。这些干预措施在衰弱患者生活的全程都需要给予。合理的照护体系，才能够将这些措施有效地提供给老年人。在老年人因为急性疾病住院的阶段，这样的照护体系尤为重要。目前医院中衰弱老人的最合理照护模式之一就是ACE单元。

　　ACE单元是一种以老年患者为中心的老年人医院内照护模式。这一照护模式的基本目的就是减少老年患者住院相关的失能。这一模式自20世纪90年代由美国开始发展起来。第一个研究证实有效的ACE单元成立于美国Cleverland大学医院，其建立的目的是通过照护模式的调整，改变老年患者貌似不可避免的住院之后功能衰退的轨迹。举例说明，一名85岁的高龄男性患者，因"发热、气紧4天"入院。诊断为社区获得性肺炎。入院前基本生活自理，能够外出少量采购生活日用品，能够自己准备饭菜和使用洗衣机，因为感到"累"仅能走上2层楼梯。肺炎住院14天以后，医生认为抗感染疗程已经足够，可以出院。但患者并不认为自己已经能够出院，原因是自己现在仍然乏力，不再能上2楼，不能自己做饭，不能外出购物。这名患者发生了住院以后的日常生活能力下降，感染虽然得到控制，但失能加重了。研究显示，因急性健康问题住院的老年患者，70岁以上30%，80岁以上50%都会发生功能丢失，更重要的是，出院后3个月，这些丢失功能的老年患者仅有10%能够恢复，大部分老年患者都永久停留在失能的状态。对老年患者而言，独立生活的能力是和死亡率、致残率同等重要的终点结局指标。维护老年患者的功能状态是老年人照护的终极目标，ACE单元的照护模式为这一目的而设立。ACE单元运用老年综合评估的基本技术和持续质量改进的原则建立急性期老年患者的照护模式，这一模式有不同于传统医院照护模式的文化氛围，以老年人的功能为中心是最大的特点。ACE单元给予老年患者多维度的干预，除了传统照护模式的药物或手术治疗，还包括促进患者维持和恢复功能的病区环境、以患者功能恢复为中心的个体化护理方案、及早康复医学介入、住院期间就开始安排的出院后照护计划和反复进行以减少住院相关不良事件为目的的医学照护方案评估及优化。老年患者住院期间需要ACE单元的照护模式，是基于老年患者衰弱的基本特点、住院照护对老年人的损害及ACE单元被证明的有效性。

自20世纪90年代以来，不同医院和研究者建立了具有ACE单元核心理念的老年人照护单元，并进行了研究验证。多个研究和系统评价证实了ACE单元在减少功能下降、帮助患者重返居家生活的效果。较近的一篇系统评价发现，具有ACE单元核心要素的老年人照护模式能够减少跌倒、谵妄、褥疮、功能下降，缩短住院日、减少住院费用，增加重返家庭的机会，提高患者及医疗团队的满意度。部分研究显示ACE单元有减少死亡率和再入院率的趋势。

由于ACE单元需要医院内单独的老年医学病房空间，而老年患者遍布于医院的所有科室，移动ACE单元的概念被提了出来，即在医院的其他科室提供类似ACE单元的老年医学服务。移动ACE单元的模式被发现可以缩短住院日，减少住院相关不良事件，但并未显示其减少功能丢失的作用。这可能与没有ACE单元的环境设置及缺乏老年医学跨学科团队直接的照护有关。

还有一些其他的医院内老年人照护模式被开发出来。这些照护模式与ACE单元的不同之处在于针对医院内不同的老年人群，多数没有固定的老年医学病房或者并非从急性期开始给予老年医学服务。这些模式包括"老年医学评估和管理病房（geriatric evaluation and management unit，GEM）""医院老年人谵妄预防综合方案（hospital

elder life program，HELP）""谵妄病房""骨科—老年科联合照护
（ortho-geriatric service，OG）"等。这些院内照护模式均被研究证明
了其在老年住院患者照护方面的获益。这些获益包括减少死亡率或减
少病情恶化、减少出院后入住养老院、让更多患者重返居家生活、预
防功能下降、谵妄发生率下降、缩短住院日、降低医疗费用等。

　　ACE单元在老年医学发展成熟的国家，已经是被广泛验证和认可
的老年人急性期照护模式。在中国，随着人口的老龄化和老年医学的
发展，ACE单元必然是需要努力建设的医院内老年人照护模式。

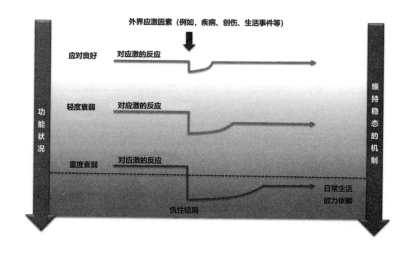

图 1-1-1　衰弱对老年人应对应激能力的影响

（资料来源：Frailty in Older Adults - Early Identification and Management. https：//
www2.gov.bc.ca/gov/content/health/practitioner-professional-resources/bc-guidelines/
frailty）

（曹　立）

# 参考文献

［1］Mattison M. Hospital management of older adults ［A/OL］. ［2016-11-26］. https：//www.uptodate.com/contents/hospital-management-of-older-adults？source=search_result&search=acute%20care%20of%20the%20elderly%20for%20elderly&selectedTitle=2-150.

［2］Sager MA, Franke T, Inouye SK, et al. Functional outcomes of acute medical illness and hospitalization in older persons ［J］. Arch Inter Med, et al.1996, 156（6）：645-652.

［3］Landefeld CS, Palmer RM, Kresevic DM, et al. A randomized trial of care in a hospital medical unit especially designed to improve the functional outcomes of acutely ill older patients ［J］. N Engl J Med, 1995, 332（20）：1338-1344.

［4］Fox MT, Persaud M, Maimets I, et al. Effectiveness of acute geriatric unit care using acute care for elders components: a systematic review and meta-analysis［J］. J Am Geriatr Soc, 2012, 60（12）：2237-2245.

［5］Ellis G, Whitehead MA, Robinson D, et al. Comprehensive geriatric assessment for older adults admitted to hospital：meta-analysis of randomised controlled trials ［J］. BMJ, 2011, 343：d6553.

［6］Inouye SK, Bogardus ST, Jr., Charpentier PA, et al. A multicomponent intervention to prevent delirium in hospitalized older patients ［J］. N Engl J Med, 1999, 340（9）：669-676.

［7］Flaherty JH, Tariq SH, Raghavan S, et al. A, Morley JE. A model for managing delirious older inpatients ［J］. J Am Geriatr Soc, 2003, 51（7）：1031-1035.

［8］Grigoryan KV, Javedan H, Rudolph JL. Orthogeriatric care models and outcomes in hip fracture patients：a systematic review and meta-analysis ［J］. J Orthop Trauma, 2014, 28（3）：e49-e55.

［9］Baztan JJ, Suarez-Garcia FM, Lopez-Arrieta J, et al. Effectiveness of acute geriatric units on functional decline, living at home, and case fatality among older patients admitted to hospital for acute medical disorders：meta-analysis［J］.

BMJ，2009，338：b50.

[10] Barnes DE，Palmer RM，Kresevic DM，et al. Acute care for elders units pro-
     duced shorter hospital stays at lower cost while maintaining patients' functional
     status [J] .Health Aff，2012，31（6）：1227-1236.

[11] BCGuidelines.ca.Frailty in Older Adults-Early Identification and Management [S/
     OL] . https：//www2.gov-bc.ca/gov/content/health/practitioner-professional-
     resources/bc-guidelines/frailty.

# 第二章

# ACE单元建立的条件

在一所综合性医院中从无到有建立一个ACE单元，需要具有老年医学的技术和理念的多学科团队，需要ACE单元中促进康复的环境设置，还需要医院管理层的决策和支持。

## 一、老年综合评估

老年综合评估（comprehensive geriatric assessment，CGA）是老年医学的核心技术。CGA同时包含评估和管理的工作，因此又被称为老年医学评估及管理（geriatric assessment and management）。不论在急性期照护的医院、亚急性期照护的康复机构，还是长期照护的社区或养老院，老年综合评估都是老年医学的基本实践形式。ACE单元的基本技术核心之一就是CGA。

CGA是一个多学科的诊断和治疗过程，目的是识别衰弱老年人的医学、社会心理、功能受限状况，并制定和实施优化整体健康状况的干预计划。CGA包括了比一般医学评估更广的领域。CGA的四个方面是：疾病严重程度和并发症、情绪和认知、功能状况及社会支持。"功能"一词，在老年医学中指的是日常生活能力和行走能力。CGA发现的问题除了疾病，还有老年综合征。常见的老年综合征包括衰弱、日常生活能力受损、活动受限、跌倒、痴呆、谵妄、抑郁、营养不良、便秘、失禁等。这些评估及管理需要以老年科医生为领导的跨学科团队协作进行。本书第二篇将分述ACE单元最为关注的老年综合征的多学科干预方案。

ACE单元的老年医学跨学科团队，由老年科医生、老年护理专家、康复治疗师、临床营养师、临床药师及医务社工组成。老年科医生需要掌握所有老年常见的各种疾病的内科（药物）处理，还要通晓各种老年综合征的管理方案，是给老年人看病的全科医生。ACE单元中，患者由老年科医生处理大部分疾病和老年综合征，在需要专科帮助的时候，通过请会诊与专科合作处理。当患者的专科问题非常突出时，可能需要转到专科住院治疗，老年医学团队转为通过会诊解决老年医学问题。在部分ACE多学科团队中，精神科医生/心理治疗师也是多学科团队成员。老年科医生应该掌握大部分的老年人常见精神药物的使用。疑难的精神行为问题，需要请精神科医生会诊。跨学科团队的成员来自于不同的科室，但是在ACE的模式下共同工作，对患者的照护实施团队负责制。虽然老年科医生是ACE多学科团队的领导者，但每个学科的成员在团队中对患者的康复具有同等重要的作用。

CGA技术的熟练掌握不是一蹴而就的，不但需要学习书本的理论，还需要在临床实践中反复体会和练习。在已经具有丰富经验的老年医学实践机构中进修学习，通常需要数个月至1年的时间，才能熟练掌握CGA的技巧。

ACE单元是在处理急性疾病的同时进行老年综合评估及管理的单

元，老年综合征和疾病同样重要。在ACE单元中管理好老年综合征，是为了保证疾病处理完成的时候，患者的功能还能最大限度地保存，尽早安全出院。

## 二、促进康复的病房环境

为了最大限度保存衰弱老年患者的行走、自理、认知能力，适宜的病房环境非常重要。从熟悉的家庭环境进入陌生或拥挤吵闹的六人病房，对痴呆的衰弱老人来说足以诱发精神行为症状。没有调整过高度的病床、不熟悉的房间、没有扶手的洗手间，大大增加了跌倒的风险。没有座椅的长长的走廊，打消了患者离开床铺下床活动的念头，加剧了肌力的下降。ACE单元中促进康复的病房环境，作为成功ACE单元的必要元素之一，被系统评价证实能够减少谵妄、减少功能丢失和增加重返家庭生活的可能性。促进康复的必要病房环境设施包括地面、采光、家具设置、行走安全设施（例如走廊扶手、没有杂物的过道、助行器等）、定向力维持设备（例如记录日期和治疗计划的小白板）、公共活动区域等方面。

## 三、从医院层面解决患者来源问题

ACE单元的建立必须得到医院管理层的支持。病房环境改造和ACE多学科团队的组建，都需要医院的首肯。只有理解了衰弱老年患者的特殊照护需求和老年医学的用途，才会抛弃老年病房和专科"争抢"病人的误解。并非所有患者或所有老年人都会从ACE单元中获益。需要ACE单元照护的是衰弱高龄的老人。华西医院的实践再次证实，80岁以上的老年患者，多数存在衰弱，需要多学科的干预，而

70岁以下的较年轻的老年人，衰弱的比例很低。没有衰弱的年轻老年人，收到专科病房/传统普内科病房和收到ACE单元不会有太大差别。而专科问题非常突出的老人，比如需要尽快手术、需要冠脉支架、需要重症监护等，也不适合ACE单元，而适合直接进入专科病房，由老年科医生或老年医学多学科团队会诊协助处理。而以谵妄和急性的行走能力下降为主要表现的急诊来院老人，是收入ACE单元的重要指征。

当按照上面的原则筛选最适合的患者时，ACE单元可能会面临有时床位紧张，有时空床的尴尬境地。华西医院在实践中，创新形成了嵌入式的ACE单元的模式。在老年科的病房单元中，仅将适合ACE照护的患者纳入ACE单元的管理模式，不适合的仅仅给予传统的照护模式。这样，ACE单元的工作量会有所变化，但病房不会空床，ACE团队也不必四处奔波照顾分散的患者。

（曹　立）

# 参考文献

［1］Palmer RM. The Acute Care for Elders Unit Model of Care. Geriatrics ［J］. 2018，3（3）：59.

［2］Pilotto A，Martin FC. Comprehensive Geriatric Assessment ［M］.Italy：Springer Nature，2018：39–46.

［3］Fox MT，Persaud M，Maimets I，et al. Effectiveness of acute geriatric unit care using acute care for elders components：a systematic review and meta–analysis. J Am Geriatri Soc，2012，60（12）：2237–2245.

第三章

# ACE单元的工作流程和要素

　　ACE单元是将老年医学实践融入传统内科照护模式的老年人医院内照护模式。这一单元遵循传统内科的诊断和治疗流程，同时将老年综合评估的流程整合到传统内科模式的流程中。老年综合评估和老年医学多学科团队共同干预是老年医学实践的基本形式，在老年人的急性期照护、亚急性期照护和长期照护中均适用。ACE单元的特殊工作流程主要包括老年综合评估和多学科查房会。系统评价显示，成功的ACE单元必备的技术要素包括：医学照护方案评估（medical care review）、以患者为中心的护理（patient centered care）、康复医学早期介入（early rehabilitation），及早进行出院计划（early discharge planning）和促进功能的病区环境（prepared environment）。

# 第一节　ACE单元工作流程

## 一、一般工作流程

ACE单元的一般工作流程由几个步骤组成：纳入评估，首次ACE老年综合评估，首次ACE查房会议，多学科干预，随访评估，随访ACE查房，然后重复干预、评估和查房的流程，直到患者出院。在这个流程中，医生是治疗、照护的主导者和团队领导，掌握急性疾病处理的进度，护士是流程实施的组织者和管理者。其他专业的工作安排以急性疾病处理为时间表进行。例如，康复治疗的目标是在急性疾病处理的时间段内让患者达到安全出院回家的功能状态，而医务社工需要在患者急性疾病处理结束时安排好出院后照护的资源。流程图见图1-3-1。

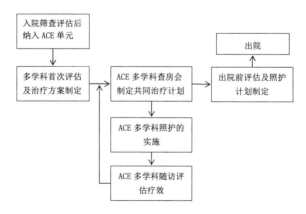

图 1-3-1　ACE 单元工作流程图

## 二、团队中多学科的分工

ACE单元的多学科协作工作体现在多学科共同完成老年综合评估上。如上所述，老年综合评估是比普通医学评估更加广泛的评估及管理过程。这一过程的工作量很大，在ACE单元的治疗期间分次完成，有些信息需要反复评估才能获得。各学科根据自己的专长协商制定评估任务的分配。以华西医院ACE单元的多学科分工举例如表1-3-1。华西医院创新设立了老年综合评估员的专职岗位，这一岗位的最佳专业背景是护理学，专门进行认知、情绪、精神状态、社会支持等评估，评估结果反馈给ACE团队，有效分担了老年综合评估实施的工作量压力。

在ACE单元中，老年综合评估从入院病史采集就已经开始。并非只有医生团队才需要进行病史采集，所有学科成员在进行评估时，均需要对相应的病史进行采集或确认。老年综合征的病史可能是本次入院的主要矛盾（例如急性尿潴留），也可能是导致入院的潜在原因（例如吞咽障碍和吸入性肺炎），或者间接和入院问题相关（例如，家庭照护者问题相关的进食减少和脱水，可能与跌倒骨折有关）。一些病史并非仅仅针对单一的老年综合征或某一个疾病，多个疾病或老年综合征的病史询问中均涉及相同或相近问题。因此，多学科团队的信息分享必不可少，它能帮助团队成员节约时间，节省患者的精力，避免重复评估。这是ACE跨学科查房不可缺少的原因之一。多学科介入应该尽早，在入院的24～48小时完成，而老年综合评估是分次进行的。按照入院主要问题和病情的缓急，老年综合征的评估灵活安排先后进行。入院当天只做最紧急、对处理措施最必要的评估，在ACE单元照护的多次随访评估中，逐渐完善各项评估并制定干预策略。

表 1-3-1　ACE 单元老年综合评估的多学科分工

| 评估范围 | | 初筛 | 执行人 | 时间点 | 深入评估 | 执行人 | 时间点 |
|---|---|---|---|---|---|---|---|
| 疾病严重程度及并发症 | 急性问题 | 病史、查体、辅查 | 医生 | 入院时 | 病史、查体、辅查 | 医生 | 根据病情随访 |
| | 多重用药 | 病史 | 医生 | 入院时 | 用药评估 | 临床药师 | 2~3次/周 |
| 功能状态 | 日常生活活动能力 | ADL、IADL | 护士 | 入院时 | ADL、IADL | 护士 | 2~3次/周 |
| | 躯体功能 | TUG、SPPB | 康复治疗师 | 2天内 | 据初评结果 | 康复治疗师 | 2~3次/周 |
| | 跌倒风险 | 通过疾病、用药、躯体功能判定 | | | | 多学科团队 | 必要时随访 |
| | 衰弱 | mFRAIL | 护士 | 入院时 | FRAIL | 医生 | 入院2天内 |
| | 疼痛 | 病史/VAS | 医生 | 入院时 | VAS | 护士 | 2~3次/周 |
| | 营养 | MNA | 临床营养师 | 2天内 | 细致的评定 | 临床营养师 | 2~3次/周 |
| | 吞咽障碍 | 病史、洼田饮水试验 | 医生、护士 | 入院时 | 吞咽障碍评定 | 语言治疗师 | 必要时随访 |
| 意识情绪认知（3D） | 意识状态 | 病史查体 | 医生 | 入院时 | mRASS/CAM | 护士 | 必要时随访 |
| | 情绪 | PHQ-2 | 护士 | 2天内 | PHQ-9 | 医生 | 必要时随访 |
| | 认知 | Mini-Cog | 护士 | 2天内 | 诊断流程 | 医生 | 必要时随访 |
| 社会支持/需求 | 住院及出院后需求 | 访谈 | 社工 | 2天内 | 深入访谈 | 社工 | 必要时随访 |

## 三、跨学科查房会

ACE单元的跨学科查房会是ACE单元运作的常规工作。每周对每个患者进行的查房，不应该少于3次。多学科团队分头进行老年综合评估，在定期召开的查房会上，分享各自获得的有用信息和治疗进展，并讨论达成一致的治疗计划。有用的信息包括老年综合评估的诊断和干预计划、患者的治疗反应、出院准备的情况，以及可能影响治疗效果和出院进度的任何信息。和其他的多科会诊相似，需要分享的信息是本学科的诊疗意见，而非本学科内的讨论。例如，医生给患者选用哪种抗生素的理由及思路的细节不需要和多学科团队分享，只需分享患者正在使用抗感染治疗，疗程计划多久，患者治疗后病情的转归状况。每位患者的讨论时间只需要1～3分钟。可以约定需要两个学科单独讨论的问题点到为止，留待会后单独商讨，以免占用大家的时间。ACE查房会需要一名主持者或推动者。护理人员是比较适合的人选。ACE会议主持人维持会议按时高效进行，提醒参会者坚持老年医学的原则。当团队成员开始抱怨时，主持人有提醒大家回到正题的职责。每天面对面的查房会在固定的时间召开。查房的地点可以是办公室，也可以在患者的床旁。床旁查房有助于更好地向患者和家属展现团队负责制的照护模式，提高患者和家属的依从性。每天的多学科查房会看似浪费时间，实际是提高工作效率的办法。多学科当面讨论减少了分别电话联系或讨论的大量时间，每天开会能够推动治疗决策以最快的速度得以实施。

## 四、ACE单元的获益人群

在发表的ACE单元的临床研究中，没有研究提示哪一部分老年患者更能够从ACE单元中获益。然而，这些研究纳入的人群是一个特定的群体。这些患者都是70岁以上的老年患者，研究中没有纳入ICU和外科的老年患者。在研究设计阶段，研究人员想要尽量排除在养老院居住的患者，因为这些患者已经存在长期的日常生活能力（ADL）下降，不大可能在急性阶段达到恢复ADL的目的。鉴于我国老年人医疗照护体系的特点和多数老年病科患者群体的现状，我国的ACE单元和国外的ACE单元收治的患者群体并不相同，我们的老年病房患者包括了急性期、亚急性期和长期照护的各种类型的患者，患者的年龄跨度也非常大。我们认为并非所有入住老年病科的患者都能从ACE的照护模式获益。为了提高ACE照护资源的利用效率，华西医院老年病房设立了ACE单元的获益筛选标准。这个标准要求纳入ACE必须同时满足四个条件：第一，年龄符合老年；第二，有急性医疗问题；第三，急性事件之前并非重度失能；第四，急性事件之前已经是衰弱状态，或急性事件造成了患者日常生活能力的显著下降。部分患者符合上述条件，但是如果患者处于临终关怀状态，或者患方不愿意接受ACE单元的照护，这两类患者不被纳入ACE单元。欧美医疗照护体系中，多数入院治疗的老年患者已经符合上述条件，ACE研究中并没有入院后筛选这样的流程。临终关怀的患者非常需要老年医学多学科团队照护，但姑息医学临终关怀的照护目标和ACE单元不同。本书不对其他场所或情境下的老年医学多学科照护进行讨论。

（曹　立）

# 第二节　医疗照护方案评估

医学照护方案评估，以下简称为照护评估，指的是为减少住院相关不良事件而进行ACE单元质量控制的一系列活动。照护评估是ACE单元不可缺少的要素。

住院相关的不良事件包括日常生活能力的下降（即住院相关失能）、谵妄、跌倒、营养不良、压疮等。住院相关的危险因素包括患者本身和住院照护过程的因素。患者本身的危险因素有衰弱程度、病前的失能状态、认知损害、疾病的严重程度和社会隔离。住院照护过程中的失能危险因素主要是活动受限（immobility）。活动受限的发生部分是由于疾病严重程度所致，但更多的是由于白天的治疗活动和不必要的限制活动的医嘱。为减少上述住院相关的不良事件，需要从照护模式上进行改变，例如，减少卧床输液、避免不适当用药和减少多重用药、及时给予营养干预等。这些不良事件的预防，不能只靠医生的医嘱调整，还需要ACE跨学科团队的共同干预。除了这些ACE单元的常见操作，每一项诊疗措施都需要被评估获益和风险，并进行取舍。

为了达到减少住院相关不良事件目的而进行的照护评估是一个测量质量指标、反馈、改进实施的循环，本质上是一个质量改进过程（quality improvement，QI）。照护评估的内容包括用药评估（medication review）、肠外营养使用规范、环境安全、尿管管理、护工及探访者管理、减少卧床计划等。实施照护评估有两种方案，第一种方案是依赖ACE团队的老年医学理念，在日常工作中自觉评估现有诊断和治疗措施，通过ACE多学科查房会强调、推动质量提高的措施得到落实；第二种方案是建立相应的操作手册、规范化的实施细则和质量评价指标，由专人运用量化的指标来测量实施效果、通过ACE查房会或其他反馈形式促进这些操作规范或老年医学原则得到实施。两种方案各有利弊，第二种方案更加可控，适合人力资源充足或团队的老年医学理念尚未成熟的情况，而第一种方案仅仅在成熟的ACE团队才会有效。

老年科医生和护士作为ACE单元的团队领导和组织者，也是照护评估实施的最佳人选。ACE单元中可以设置医学督导（由老年科医生担任）或质量控制护士（由老年医学护士担任），来进行每天例行的照护评估。医学督导或质控护士辅助质量指标的测量、报告，和ACE团队成员及患者照护团队的其他成员沟通，达到推动质量改进的作用。

照护评估的另一个作用是保持诊疗措施与患者、家属或委托代理人的照护目标一致。照护评估需要反复权衡诊疗措施的获益和风险，在符合照护目标的前提下对诊疗措施进行取舍。ACE多学科团队，仍然需要反复明确尊重患者和家属期望的照护目标。有时照护方案和目标会发生冲突，这种照护目标的冲突可能是ACE团队成员之间的冲突，或者是ACE团队和专科医生的冲突。例如，一名极度衰弱的老年患者，有中度痴呆的基础疾病，以食欲差、行走能力下降、卧床时间增多、易"感冒"为主要表现，肺部检查发现0.8 cm可疑毛刺的结节。呼吸专科医生建议患者积极完善纤维支气管镜，并告知患者家属全麻纤维支气管的风险；主管医生认为冬季外出检查、检查前禁食、麻醉等操作过程对患者的一般情况有害无益，并增加院内感染的风险；家属最希望改善的是患者的进食和活动能力。此时出现了照护目标的矛盾，积极确诊对进一步治疗可能的肿瘤有重要作用，然而，患者（及家属）的住院目标并不在于尚未确诊的"肺癌"。照护评估会发现这一矛盾，通过ACE会议的讨论和会前/会后的家庭会议，确定全麻下纤维支气管镜的利弊和取舍。

（曹　立）

# 第三节　以患者为中心的护理

以患者为中心的护理模式是ACE单元的工作要素之一。它是以防止患者功能下降、防止医源性并发症和维持功能状态为目的的护理策略和措施，包括评估和制定干预措施。以患者为中心的护理模式有别于以疾病为中心的"医疗方便模式"，它是指在治疗急性疾病的同时，一切护理措施均以最大限度保存或恢复患者的功能为目的来制定，提倡老年患者不要长期卧床、不要长期留置尿管、不要物理约束、减少不合理用药，旨在减少医疗伤害，维持患者功能。

以患者为中心的护理实施包括四个步骤：入院首次评估、个体化护理计划的制定、护理计划的实施、效果评估。根据效果评估，调整护理计划，循环进行这些步骤直到出院。需要明确的是，护理计划的制定不仅依据护理团队完成的评估结果，而且应该依据多学科团队分享的全部信息，包括疾病状况、老年综合评估的其他结果和患者/家属的期望，护理计划要达到的目的要与患者的照护目标一致。

## 一、入院首次评估

ACE单元入院后的老年综合评估被分配给各多学科团队完成，见表1-3-1。护理团队负责的评估内容总结于表1-3-2。

表 1-3-2　入院评估内容及工具

| 评估内容 | 评估工具 |
| --- | --- |
| 谵妄 | mRASS，CAM量表 |
| 功能/体力状态 | Barthel Index，Lawton IADL Scale |
| 行走能力 | TUG |
| 视力 | 视力筛查工具卡 |
| 听力 | 耳语检测 |
| 吞咽障碍 | 洼田饮水试验 |
| 衰弱状况 | FRAIL量表 |
| 疼痛 | VAS量表 |
| 睡眠 | SRSS量表 |
| 大、小便 | 询问二便情况 |
| 压疮 | Braden量表 |
| 跌倒 | 跌倒坠床风险评估表 |
| 管道、约束 | 氧气、尿管、引流管、无创呼吸机等 |

注 mRASS：改良版 Richmond 躁动—镇静等级标准；CAM：the Confusion Assessment Method，意识混乱评估法；Barthel Index：巴氏指数，基础性日常生活能力量表；Lawton IADL Scale：工具性日常生活能力量表；TUG：Timed get up and go test，计时起立—行走测试；FRAIL 量表：FRAIL 衰弱评估量表；VAS 量表：视觉模拟评分法；SRSS 量表：睡眠状况自评量表；Braden 量表：压疮风险评估量表。

## 二、个体化护理计划的制定

多学科团队成员根据患者存在的健康问题制定照护计划，责任护士负责护理计划的制定。针对所有老年患者制定并实施共性的干预措施，如白板提醒日期和每日诊疗计划。同时根据不同患者的护理问题如脱水、进食不足、疼痛、大小便失禁、睡眠障碍等，则需要制定针对性的个体化干预措施。这些护理计划在首次ACE多学科查房会议之前形成初步计划，根据ACE会议分享获得的信息，可能会有所调整。

## 三、实施护理措施

责任护士参与患者的护理干预主要包括认知功能干预、行走能力干预、日常生活能力维持或提高、充足的水分和营养补充、二便管理、皮肤完整性管理、疼痛管理、睡眠管理及运用适当的沟通技巧等方面。具体护理措施分别叙述如下。

1. 认知功能干预

（1）提供明亮的病房环境，提供大字号的时钟、日历、小白板等，帮助患者维持定向力。

（2）每日定向沟通（时间、地点、人物）：责任护士向患者介绍自己，帮助患者进行时间、地点定向，告诉患者每天的检查治疗计划（用药指导和检查计划等），患者参与到自己的护理干预中。

（3）认知刺激活动，如看老照片，运用怀旧疗法刺激患者唤起旧有的记忆；鼓励并指导患者阅读书/报、收看时事新闻并讨论等，促进认知功能恢复。

（4）鼓励患者亲属和朋友探访、陪伴，参与患者的定向训练。

2. 行走能力干预

责任护士每天对患者、家属/照顾者进行宣教，讲解长期卧床的危害和下床活动的重要性，同时根据患者的活动能力制定活动训练计划。

（1）长期卧床的患者：每日进行被动活动关节训练计划，按摩四肢肌肉，定时翻身。

（2）能坐于床上的患者：除被动活动外，每日三餐协助坐位进食，并餐后维持坐位1小时。

（3）能床椅转移的患者：三餐下床进食外，上下午各协助坐位2小时，可坐轮椅出病房活动。

（4）能独立行走或在帮助下行走的患者：三餐在活动区进食，并每日离开病房进行行走训练，每天3次，每次30分钟左右。

（5）提供合适的工具和设备，如拐杖、助行器、便携氧气瓶、移动输液架等，增强患者活动意愿。

注意：运动强度和时间应根据患者的最大承受能力进行选择；责任护士和主管医生应讨论，患者有何种运动限制，例如左侧急性深静脉血栓形成，则需要避免左侧肢体的运动。

**3.充足的水分和营养补充**

（1）责任护士评估患者是否存在营养不良及患者的饮食习惯，找出发生营养不良的原因。

（2）由责任护士每天观察患者口腔黏膜情况，是否干燥缺水。

（3）责任护士和营养膳食中心、家属/照顾者一起协作，为患者制定出适合患者口味，并尽可能满足营养需求的膳食菜单。

（4）提供营养点心、高蛋白食物。

（5）责任护士监督家属/照顾者对患者水分补充的策略。需要鼓励患者每天饮用4杯水。

（6）责任护士监督家属/照顾者记录患者饮食和出入量，根据患者的需要和临床情况，调整患者的辅助进食策略。

**4.皮肤完整性管理**

（1）对年龄＞60岁、消瘦的患者入院时进行压疮风险评估；病情发生变化及时复评。

（2）对压疮高危患者采取预防压疮的措施，必要时使用气垫床、减压床垫等保护皮肤完整性。

（3）鼓励并指导患者下床活动，尽可能减少卧床时间。

（4）卧床的患者应定时翻身，避免同一部位长时间受压。

（5）必要时受压部位使用减压贴保护。

5. 大、小便管理

（1）责任护士每天评估患者大便的次数、量和性状。存在便秘的患者则鼓励患者采取进食高纤维食物、适当活动、按摩腹部等方式促进排便，必要时使用药物治疗；存在腹泻的患者则评估发生腹泻的原因，对因治疗。

（2）责任护士每天评估患者的小便次数、量和色泽。存在多尿、少尿等尿量异常情况的患者，则需找出原因，对因治疗。存在尿潴留的患者，则需要寻找原因，用热敷或按摩腹部的方法促进尿液排出，必要时安置导尿管，但应注意预防感染，早期拔除尿管。存在尿失禁的患者注意保持局部皮肤清洁、干燥。

6. 日常生活活动能力的维持和恢复

（1）责任护士动态评估患者的自理能力情况，了解患者丧失的功能和残存的功能。

（2）生活自理的患者，要鼓励患者自己照顾自己，不能将患者角色强化，依赖他人照顾。

（3）生活部分自理的患者，应最大限度地发挥患者残存的功能，鼓励患者自己进行进食、洗漱等活动。

（4）生活完全不能自理的患者，则需协助患者的日常生活活动，但注意要促进患者的被动活动训练，预防功能彻底丧失。

7. 疼痛管理

（1）责任护士在患者入院时、住院期间动态评估患者是否存在疼痛、疼痛部位、疼痛程度和疼痛性质等。

（2）运用非药物镇痛措施，如心理护理和方式疗法减轻患者的疼痛。

（3）必要时积极通知医生，采取药物镇痛措施，促进患者舒适。

8. 睡眠管理

（1）责任护士评估患者的睡眠情况和睡眠习惯。

（2）提供安静、温湿度适宜的休息环境，避免夜间的治疗护理活动。

（3）采用睡前热水泡脚、饮用热牛奶或听放松音乐的方式帮助患者睡眠。

9. 沟通技巧的运用

（1）用镇定、愉快、舒缓的语气与患者交流，和患者进行直接的眼神交流，保持安抚性的接触。

（2）在患者听力较好的耳朵旁说话，保证患者准确接收信息。

（3）和患者面对面交流，让患者看到你的唇部动作，帮助患者理解。

（4）和患者交谈时选择低频段声音，避免高声重复。

（5）在谈话过程中如果需要，确保患者带上眼镜和助听器。

（6）避免争吵、交谈语速过快或者一群人与患者进行交谈，以免刺激患者。


## 四、评估护理效果

护理干预的效果评估是ACE单元随访评估的内容之一，也是照护评估的一部分。评估内容除常规的疾病相关指标以外，重点在于基本日常生活活动能力、行走能力、精神状态、体重、进食饮水量、皮肤完整性、管道保留必要性和风险。评估的频率至少每2天一次，并应该做好书面记录。评估结果需要在ACE会议上分享。分享上述信息不仅仅是报告护理成果，还是协助其他学科做好治疗计划的依据。根据评估的结果，护理计划需要随时修订，以保持和患者状况及照护目标的一致。

（张　蒙）

## 第四节　康复医学早期介入

康复医学是针对各种疾病和伤残导致的功能障碍进行治疗的一门医学学科，其服务对象涵盖从儿童到老年全周期人群。老年人群由于各种慢性疾病患病率高，增龄、老化等导致患者功能障碍及能力衰退，加之疾病急性期住院容易发生住院相关失能，老年人群对康复医学治疗的需求很高。

康复医学早期介入被系统评价证实是成功的ACE单元不可缺少的要素。在急性期阶段尽早开始康复医学治疗，对避免或减轻住院相关失能的危险因素"活动受限"至关重要。老年医学认为，没有任何疾病需要"绝对"卧床休息。哪怕极度衰弱的患者，也能够从适合的运动中获得益处。卧床给住院老年患者带来的危害包括肌肉丢失、躯体功能下降、跌倒风险增加、日常生活能力下降、谵妄风险增高及认知功能障碍。康复医学早期介入对住院患者的安全性和有效性已经得到公认，即便是ICU的重症患者，也能够从早期康复治疗中获得呼吸机依赖时间缩短、ICU住院日和总住院日缩短、躯体功能更多恢复等益处。

## 一、康复医学介入的时机

ACE单元提供多维度跨学科的综合医疗照护方案以满足急性疾病治疗过程中的老年人功能维护及出院后照护的需求。康复治疗师作为多学科团队中的一员，应该尽早启动并在ACE照护的全程对患者进行反复的功能性评估，并根据评定结果制定安全可行的康复治疗计划。ACE单元要求康复医学在入院72小时内开始对患者的首次评定，并根据患者情况制定初步的治疗或随访计划。

## 二、ACE单元康复医疗的目标

衰弱老年人急性期康复目标在于基于健康、功能、残疾框架全面评估患者的功能状态，发现影响患者功能独立的高危因素，制定合理可行的康复治疗计划，有利于最大限度地恢复、维持老年患者的功能水平，或延缓功能丢失。减少卧床及并发症，提高患者的日常生活活动能力，改善认知和情绪状况，帮助患者尽可能回归家庭生活。

## 三、老年人康复治疗的原则

1. 个体化原则

针对患者的具体疾病、功能状态及个人背景因素，制定个性化的康复目标及康复治疗方案。

2. 循序渐进原则

老年人群具有慢性病、共病多，整体功能水平衰退，疾病症状不典型、病因复杂且并发症多、心理社会因素影响大等特点，康复过程中需要遵循循序渐进的原则，确保治疗的安全性。

### 3. 主动参与原则

主动参与治疗有利于产生理想的康复效果，康复过程中需要尽可能地调动老年人参与康复治疗的动机和主动性。

### 4. 持之以恒原则

大部分功能康复需要长期坚持，部分康复措施甚至需要患者从行为习惯层面进行生活模式重整，因此，持之以恒是维持和巩固康复疗效的重要措施。

## 四、康复医学的工作内容

康复的主要内容包括康复评定和康复治疗两大部分。全面的康复评定是制定个性化康复方案的前提和基础。康复医学通常包含三个层次的评定：结构和功能层面的评估，活动和参与水平的评估，同时康复评定也关注患者的个人背景因素及环境因素。

### 1. 康复评定的内容

完整的康复评定的内容列于表1-3-3。ACE单元的康复评定内容和ACE单元的老年综合评估整合，充分利用ACE多学科平台的力量，分担评估工作量。表1-3-3中的部分内容，通过ACE多学科查房会的其他学科分享就能获得。康复治疗师对患者实施评估是根据患者的主要问题、治疗期望和本次急性期住院的照护目标而有针对性地选择。

表1-3-3 康复评定的内容

| | | |
|---|---|---|
| 结 构 和 功 能 水 平 | 结构水平 | 各器官的功能水平 |
| | 运动功能 | 肌力、肌张力、关节活动度、协调平衡、步行能力 |
| | 感知觉功能 | 深、浅感觉功能，特殊感觉功能、知觉功能等 |
| | 认知技能 | 注意及记忆功能、言语交流能力、逻辑思维能力、计划执行能力等 |
| | 心理社交 | 心理情绪、情感表达、自我控制、顺应能力、社交能力等 |
| 活动参与水平 | | 日常生活活动能力 职业活动能力 娱乐休闲活动能力 生活质量 |
| 背景因素 | | 患者的个人情况、物理环境、社会环境等 |

**2. 康复治疗的内容**

康复治疗根据治疗原理和工作内容进行了更加细致的分工。不同亚专业的康复治疗师协助完成对每位患者的个体化康复治疗计划。在ACE单元中涉及的康复治疗主要包含以下类型。

（1）物理治疗（physiotherapy，PT）：包括运动疗法及物理因子治疗，主要是针对患者运动功能障碍开展工作，以提高患者的肢体运动功能、提高活动能力、改善心肺功能、缓解各种疼痛等。运动疗法分为被动运动和主动运动，对重症和衰弱的患者，从被动运动开始循序渐进地进行。

（2）作业治疗（occupational therapy，OT）：由作业治疗师实施，主要是针对患者的日常生活活动能力、各种与娱乐休闲等活动参与方面的障碍进行评估和干预。包括生活自理活动技巧训练、认知社交技巧训练、职业能力评估及训练、环境评估和环境改造、助行器及辅助工具的配置和训练等。作业治疗的最终目的是最大限度地改善患者的独立水平，提高参与能力，促进个人角色的恢复。

（3）言语治疗（speech therapy，ST）：由言语治疗师负责实施，主要是针对各种疾病导致的言语语言功能障碍、吞咽功能障碍等展开。

（4）康复工程治疗（rehabilitation engineering，RE）：由康复工程人员参与和实施，主要是针对患者的功能障碍评估结果有针对性地提供康复工程产品和技术，以减轻、辅助或代偿患者的功能。具体内容包括各种转移设备、假肢、矫形器、支具的配置以及无障碍设施的改造等。

（杨永红）

# 第五节　ACE单元的营养管理

营养不良（malnutrition）是老年患者住院期间的常见并发症。根据营养不良的评定方法不同，蛋白质—能量营养不良在住院老年患者中的患病率达到1/4～1/2。入院时的营养不良和出院后3个月的功能下降密切相关，也和出院后1年内入住长期照护机构和死亡率增加显著相关。研究发现21%的住院老年患者存在营养摄入不足（低于50%蛋白质能量需要量），这种营养摄入不足和住院期间的死亡率、出院后90天的死亡率显著相关。营养不良是摄入营养不足和分解代谢加强的共同后果，后者涉及的机制包括由系统性炎症引起的消耗、胰岛素抵抗、低蛋白血症、免疫抑制等，在ICU的危重患者中，后者的作用尤其受到重视。尽管营养支持对系统性炎症无效，meta分析仍然显示对住院老年患者经口营养支持能够改善营养状况，并且有降低死亡率和并发症的趋势。ACE单元并非典型的重症病房，多数患者不应参照ICU急性危重患者的营养策略，而更多的患者在入院前已经开始出现营养不良或具有营养风险，ACE单元的营养管理，应该遵循老年人营养管理的原则。

## 一、营养不良的相关概念

营养不良是指营养物质摄入不足、过量或比例异常，与机体的营养需求不协调，从而对机体细胞、组织、形态、组成与功能造成不良影响的一种综合征。其不良影响包括心理和生理两个方面，临床上表现为不良临床结局。营养不良包括营养不足和营养过度两种类型，涉及摄入失衡、利用障碍、消耗增加三个环节。

营养风险（nutrition risk）也是临床营养的一个非常重要的概念。欧洲肠内肠外营养学会（ESPEN）将营养风险定义为现存的或潜在的、与营养因素相关的、导致患者出现不利临床结局的风险。营养风险主要关注营养方面的因素引起不良临床结局的风险，而不是指出现营养不良的风险。

营养风险与营养不良是两个截然不同的概念。营养风险是指由于营养问题导致并发症的风险，并不代表发生营养风险就是存在营养不良。营养风险是通过营养风险筛查量表进行筛查，及早发现有营养风险（不是营养不良）的患者，当给予这些患者营养支持时，临床结局将明显得到改善。只要有"营养风险"，即有因营养问题导致并发症的风险，应该进行营养评定，并根据营养评定的结果开始营养治疗。因此，对有营养风险尚无营养不良的患者是进行"抢先"治疗。而营养不良是通过营养评定结果得出的患者目前的营养状况之一。

2015年ESPEN发表了专家共识，提出了营养紊乱（nutrition disorder）的概念及其诊断体系，将营养紊乱分为3类：营养不良、微量营养素异常（micronutrients abnormalities）及营养过剩（over-nutrition）。实际上是将微量营养素异常、营养过剩从以前的营养不良内涵中剥离出来，将营养不良局限为能量及宏量营养素摄入不足、吸收或利用障碍导致的一种状态。这一共识将营养不良分为饥饿相关性低体重（starvation-related underweight）、恶液质/疾病相关性营养不良（cachexia/disease-related malnutrition）、肌肉减少症（sarcopenia）及衰弱（frailty）4类。其中肌肉减少症和衰弱也是老年人最常见的综合征，被认为是老年人功能下降的最重要原因之一。

## 二、营养风险筛查和营养评定

营养风险筛查是用筛查工具发现营养风险患者的过程。营养评定（nutrition assessment）是通过一些综合方法判定人体营养状况，确定营养不良的类型及程度，估计营养不良的危险性，并监测营养治疗的疗效。营养风险筛查和营养评定是临床营养师的基本工作内容和方法之一。

1. 老年人营养风险筛查和营养评定工具

营养风险筛查和营养状况评定均会使用量表作为工具。营养风险筛查主要靠量表评定。量表评定是营养评定工作中的一部分，评定量表结合临床综合筛查、膳食调查、体格检查等综合因素得出营养评定的结果，即为营养状态分级。

目前营养筛查与评定的工具很多，临床上常用的包括营养风险筛查2002（nutrition risk screening，NRS2002）（附录1-3-1）、主观整体评定（subjective globe assessment，SGA）、患者主观整体评定（patient-generated subjective globe assessment，PG-SGA）、微型营养评定（mini nutrition assessment，MNA）（附录1-3-2）、营养不良通

用筛查工具（MUST）及营养风险指数（the nutrition risk index，NRI）等。这些工具中一些用于营养风险筛查（例如NRS2002），一些既能作为风险筛查又能作为营养状况的评定工具（例如MNA）。

MNA作为专门为老年人开发的营养筛查与评定工具，通常作为ACE单元患者营养状况调查的首选量表。MNA有全面版（通常称为MNA）及简易版（MNA short form，MNA-SF）。MNA由2个部分构成：第1部分为营养筛查，即为MNA-SF量表，包含6个条目，总分为14分，从饮食改变、体重改变、应激、神经精神因素、运动能力及BMI等维度对患者的营养风险进行筛查；第2部分为营养评定，由12个条目组成，总分16分，从自理能力、多重用药、皮肤损害、人体测量、膳食调查等维度对患者的营养状况进行评定。当第1部分评分＞12分时，提示患者营养状况良好，不需进行第2部分评定；当第1部分评分≤11分时，提示患者存在营养风险，应该进行第2部分评定，以进一步评定患者的营养状态。根据总评分判断患者是否存在营养风险或营养不良。

2. 营养评定的基本方法

根据美国营养学会（ASPEN）的指南，营养评定的内容包括：病史、营养史、体检、人体测量学方法、实验室数据。

ACE单元中临床营养师通常从以下维度对患者进行营养评定：

（1）病史采集，包括：病史、精神史、用药史及生理功能史等。

（2）体格检查，包括：观察有无肌肉萎缩、水肿或腹水、皮肤损害、毛发脱落、各类营养素缺乏体征、恶病质等。

（3）实验室检查及其他辅助检查，包括：血清白蛋白、营养指标、电解质、肝肾功能、人体成分测量等。

（4）营养调查，包括：患者既往及目前饮食状况、饮食偏好、食物过敏、吞咽状况、饮食改变情况，以及患者目前使用肠内、肠外营养制剂情况等。

（5）社会活动，包括：社会心理因素、社会经济因素、家庭环境、教育水平等。

根据上述信息，进行营养评定，判断患者是否存在营养不良及营养不良的分类分级。营养不良可以分为蛋白质营养不良、蛋白质—能量型营养不良及混合型营养不良，并按照评定指标的严重程度分为轻、中、重度。

2018年《GLIM营养不良诊断标准——全球临床营养界的共识报告》提出的最新营养不良诊断方案包括四步：第一步，营养风险筛查，选用已验证且有效的营养风险筛查工具对患者进行筛查，确定有无营养风险。第二步，诊断评定，评定标准包括：①非意向性体重减少；②低体重指数；③肌肉量减少；④食物摄入量减少或吸收下降；⑤疾病负担或存在炎症（其中①～③为表型标准，④～⑤为病因标准）。第三步，营养不良评定，需符合营养不良评定标准，要求至少满足1个表型标准和1个病因型标准。第四步，确定营养不良的严重程度，需要根据表型标准进行营养不良的程度分级。此共识规定了营养风险筛查作为营养不良诊断的步骤之一。

## 三、营养治疗的基本方法

和所有住院患者一样，ACE单元的老年患者，判定为存在营养不良均需要进行营养治疗。

营养不良的规范治疗应该遵循五阶梯治疗原则（如图1-3-2）：首先选择营养教育，然后依次向上晋级选择口服营养补充（oral nutritional supplements，ONS）、全肠内营养（total enteral nutrition，TEN）、部分肠外营养（partial parenteral nutrition，PPN）、全肠外营养（total parenteral nutrition，TPN）。根据ESPEN指南建议，当下一阶梯不能满足60%目标能量需求3~5天时，应该选择上一阶梯。

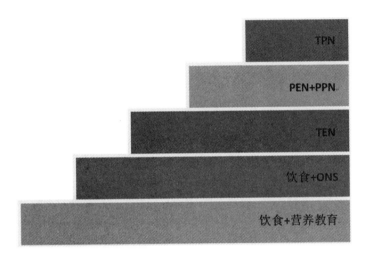

图1-3-2 营养不良患者营养干预五阶梯模式

对营养不良患者实施营养治疗时，起始给予能量（非目标需要量）一般按照20~25 kcal*/（kg·d）（此处体重以患者标准体重计，下同）计算。营养不良程度越重、持续时间越长，起始给予能量越低，如10~15 kcal/（kg·d），以防止再喂养综合征。患者的目标需要量应该根据患者的年龄、活动、营养不良严重程度、应激状况等调整为个体化能量需求。蛋白质目标需要量一般可按1~1.2 g/（kg·d）计算，严重营养不良者可按1.2~2 g/（kg·d）给予。如果条件具备，用代谢仪间接测热法检测患者的实际能量消耗更为准确。营养不良治疗的基本要求是满足90%液体目标需求、>70%（70%~90%）能量目标需求、100%蛋白质目标需求及100%微量营养素目标需求的营养不良治疗"四达标"。

---

* 1 kcal=4.186 kJ。

## 四、ACE单元老年人营养管理的特殊性

上述经典的营养治疗方案，对普通人群营养摄入减少的作用明确。然而，老年患者营养摄入减少的原因较多，既有疾病状态、老年综合征的影响，还可能与社会因素有关。更需要谨记治疗措施和照护方法对营养摄入的影响。住院老年患者营养摄入不足的原因见表1-3-4。

表1-3-4　住院老年患者营养摄入不足的原因

| 躯体因素 | 急性内、外科疾病 |
|---|---|
| 老年综合征 | 慢性疾病，例如，甲状腺功能减退症、肿瘤、慢性胃肠疾病等 |
| | 衰弱 |
| | 痴呆等认知障碍 |
| | 抑郁 |
| | 吞咽障碍 |
| 社会因素 | 社会隔离 |
| | 获得食物或备餐能力下降 |
| 住院相关因素 | 不适当的禁食 |
| | 限制性饮食医嘱（如低盐、低脂饮食） |
| | 医院供餐与饮食习惯不符 |
| | 药物不良反应 |
| | 肠外营养补充 |
| | 无创呼吸机等治疗措施影响进食 |
| | 缺乏必要的进食辅助 |

　　ACE单元的营养管理，目的在于监控营养状况和营养风险，判断营养不良的原因，及时通过营养干预和其他干预措施，避免或减轻营养不良，改善住院老年患者的预后。

　　ACE单元的营养不良的处理策略包括基础疾病治疗、老年综合征管理、营养治疗（包括营养咨询、肠内营养治疗、肠外营养治疗）、避免医源性因素导致营养状况恶化。

　　针对营养摄入不足的多种原因，ACE单元营养管理由临床营养师参与的ACE多学科团队共同完成。临床营养师在营养管理中负责膳食调查、营养教育、肠内营养治疗方案制定及调整、肠外营养治疗方案制定及调整等工作。

## 五、ACE单元临床营养师的职责

　　（1）遵循老年人生理代谢及营养需求特点进行营养诊断。

　　（2）结合病因制定营养干预方案。

　　（3）每日查房，及时调整营养方案。

　　（4）入院2天内完成首次评定，每周进行营养风险及状况复评。

　　（5）及时与医疗团队沟通治疗方案。

　　（6）建立从医院到家庭长期性、连续性的营养管理方案。

## 六、ACE单元临床营养师工作流程

　　1.首次评定

　　（1）量表评定：>75岁老年人，通常采用MNA量表对患者进行营养状况评定，定期复评。

（2）人体测量：患者身高、体重、围度及其变化趋势；必要时可测量患者基础代谢等。

（3）实验室检查和临床检查：是否有营养相关代谢性疾病、特殊营养需求疾病等；注意是否有手术、无法经口进食、各种消化道瘘等特殊情况；患者近期相关生化指标。

（4）了解用药及治疗手段：是否使用对食欲有促进/抑制的药物，包括代谢药物、类固醇、免疫抑制剂、利尿剂、泻药等。是否进行放疗与化疗。

（5）膳食调查：对患者进行24小时或72小时膳食调查法，了解其目前及既往一般情况下食欲、进食状况；注意进食种类是否有改变。

（6）影响进食相关因素：有无胃肠道症状；咀嚼、吞咽能力；胃容量改变。

（7）患者饮食习惯：包括地域特点、食物偏好、口味特点、进餐规律性等。

2. 制定营养治疗方案

（1）根据患者基础代谢、疾病情况、饮食习惯及吞咽功能制定可行的营养方案。包括营养教育、肠内营养支持（经口或管饲）、肠内联合肠外营养支持及肠外营养支持方案。

（2）随访、营养监测。

（3）每日随访评定患者（及家属）依从性和营养摄入量，及时调整营养方案。

（4）每周复评营养状况，建立住院营养管理档案。

（5）参加ACE多学科查房会，获得患者相关信息，并分享营养状况。

（6）了解医生对患者营养状况要求，及时反馈患者目前的摄入量及其与预期比较，便于调整最佳营养支持方式。

（7）对于使用胰岛素治疗的患者，及时沟通患者能量及碳水化合物摄入情况，便于形成药物—营养—血糖控制有机联动。

（8）与护理、康复团队协作，根据吞咽评定情况，对患者进行个体化营养干预及吞咽障碍饮食指导。

（景小凡　蒋希乐）

附录1-3-1　NRS2002

| 疾病状态 | 分数 |
|---|---|
| ●骨盆骨折或者慢性病患者合并有以下疾病：肝硬化、慢性阻塞性肺疾病、长期血液透析、糖尿病、一般恶性肿瘤 | 1 |
| ●腹部重大手术、脑卒中、重症肺炎、血液系统肿瘤 | 2 |
| ●颅脑损伤、骨髓抑制、APACHE>10分的ICU患者 | 3 |
| 营养状况（单选） | 分数 |
| ●正常营养状态 | 0 |
| ●3个月内体重减轻>5%或最近1个星期进食量（与需要量相比）减少20%~50% | 1 |
| ●2个月内体重减轻>5%或BMI18.5~20.5 kg/m²或最近1个星期进食量（与需要量相比）减少50%~75% | 2 |
| ●1个月内体重减轻>5%（或3个月内减轻>15%）或BMI<18.5 kg/m²（或血清白蛋白<35 g/L）或最近1个星期进食量（与需要量相比）减少75%~100% | 3 |
| 年龄 | 分数 |
| ●≥70岁加算1分 | 1 |
| 总分 | |

结果判定：

得分≥3分：表明患者有营养风险，需要制定营养支持计划；

总分<3分：需要每周对患者进行评定。

如果患者将进行大手术，则需要考虑预防性的营养干预计划，以避免相关的危险状态。

### 附录 1-3-2　微型营养评定简表（MNA）

筛　查

A. 既往3个月内是否由于食欲下降、消化问题、咀嚼或吞咽困难而摄食减少
0＝严重的食欲下降；1＝轻度的食欲下降；2＝无食欲下降

B. 既往3个月内体重下降情况
0＝体重下降超过3 kg；1＝体重下降不清楚；2＝体重下降1～3 kg；3＝无体重下降

C. 活动能力
0＝需卧床或长期坐着；1＝不依赖床或椅子，但不能外出；2＝能独立外出

D. 在过去的3个月内，是否遭受精神创伤或急性疾病
0＝是；2＝否

E. 神经精神问题
0＝严重智力减退或抑郁；1＝轻度智力减退；2＝无精神问题

F. 体重指数（BMI）＝体重（kg）/［身高（m）］$^2$
0＝BMI＜19；1＝BMI 19～21；2＝BMI 21～23；3＝BMI≥23

筛查得分

筛查结果判定：＞12分时，提示患者营养状况良好，不需进行第2部分评定；当第1部分评分≤11分时，提示患者存在营养风险，应该进行第2部分评定

G. 生活自理（无护理或不住院）
0＝否；1＝是

H. 每天服用3种以上的处方药
0＝是；1＝否

I. 褥疮或皮肤溃疡
0＝是；1＝否

J. 每日几次完成全部饭菜
0＝1餐；1＝2餐；2＝3餐

K. 蛋白质摄入情况
●每天至少一份（250 ml）奶制品
（牛奶、奶酪、酸奶）　　是□ 否□
●每周两份或更多的豆类或鸡蛋
是□ 否□
●每天进食肉、鱼或禽　　是□ 否□
0.0＝0或1个"是"；0.5＝2个"是"；1.0＝3个"是"

**续表**

| 筛　查 |
| --- |
| L. 每天进食两份或更多的水果或蔬菜<br>0＝否；1＝是 |
| M. 每天饮水量（包括水、果汁、咖啡、茶牛奶等）<br>0.0＝3杯以下（250 ml/杯）；0.5＝3~5杯；1.0＝5杯以上 |
| N. 喂养方式<br>0＝无法独立进食；1＝独立进食稍有困难；2＝完全独立进食 |
| O. 自我评定营养状况<br>0＝营养不良；1＝不能确定；2＝营养良好 |
| P. 与其他相同年龄的人群相比，对自身健康状况的认识如何<br>0.0＝不太好；0.5＝不清楚；1.0＝好；2.0＝较好 |
| Q. 上臂围（mid-arm circumference，MAC，cm）<br>0.0＝MAC<21；0.5＝MAC为21~22；1.0＝MAC≥22 |
| R. 腓肠肌围（Calf circumference，CC，cm）<br>0＝CC<31；1＝CC≥31 |
| 评价得分 |
| 评价营养不良标准<br>17~23.5分，有营养不良危险；小于17分，营养不良 |

# 第六节　及早安排出院计划

及早安排出院计划（early discharge planning）是系统评价证明有效的ACE单元的要素之一。研究证实，及早安排出院计划可以缩短ACE单元的住院日，减少住院相关的失能，减少压疮发生率。衰弱及认知障碍的老年患者是最需要出院计划的人群。在发达国家，及早安排出院计划这一照护要素已经由老年患者扩展到医院治疗的所有患者，足以看出这一步骤对患者和医院的重要性。

出院计划指的是根据患者的后续照护需求对安全的出院后的照护做好安排。及早出院有别于在病床资源紧张的时候让患者带着丢失的功能和照护难题出院或转入其他急性医疗机构继续治疗。ACE单元的出院计划包括对患者出院后亚急性期治疗、疾病长期管理、功能状态维护、家庭照护或社会照护资源的安排。理想的情况下，充足的出院后照护资源能够接手ACE单元的照护，根据患者预计出院时能达到的功能状况，及早联系相应的连续性照护机构或资源，在急性期结束后保障患者尽快安全转移到亚急性或长期照护的模式中。无疑这一计划与患者及家属的意愿和患者所能获得的照护资源密切相关。

安全的出院计划包括三个方面。

1. 合理的出院后照护方案

包括药物治疗方案、专科护理计划、康复治疗的计划和明确的照护需求。这一方案由ACE团队的医生、护士、康复治疗师等成员根据患者疾病和功能状况个体化地制定。在ACE会议上，常规要对临近出院的患者的出院准备进行沟通和讨论。例如，衰弱老人的肺部感染得到控制，出院后仍然需要慢性疾病的长期治疗、行走能力减退或日常生活能力的下降的康复治疗；这时积极评估急性感染得到控制时仍然存在的功能障碍和需要的照护，积极寻求患者需要的钟点工、保姆或者养老院等机构的资源。

2. 及时连接后续照护资源

这一工作主要由社会工作者（以下简称社工）完成，社工从患者入院开始就要详细了解患者的照护需求和家庭社会支持状况，为患者匹配合适的社会照护资源并完成转诊对接的手续。

3. 确保照护方案的顺利交接

这一步骤需要建立成熟的照护方案交接文书，建立医院和后续照护场所的照护团队的顺畅联系。例如，医院的医生和养老机构的医生或护士能够在需要时随时保持电话沟通，对患者的转诊方案中不明确的地方进行讨论。出院计划的完成并非医院单方面就能完成，但ACE单元应该随时做好准备。

（曹　立）

# 参考文献

［1］Fox MT, Sidani S, Persaud M, Tregunno D, et al. Acute care for elders com-
ponents of acute geriatric unit care: systematic descriptive review ［J］. J Am
Geriatr Soc, 2013, 61（6）: 939–946.

［2］Palmer MLMACM. Geriatrics Models of Care Bringing 'Best Practice' to an Ag-
ing America ［M］. Springer, Cham; 2015.

［3］Palmer RM. The Acute Care for Elders Unit Model of Care［A］. Geriatrics（Basel）,
2018, 3（3）: 59.

［4］Covinsky KE, Palmer RM, Kresevic DM, et al. Improving functional outcomes
in older patients: lessons from an acute care for elders unit ［J］. Jt Comm J Qual
Improv, 1998, 24（2）: 63–76.

［5］Zelada MA, Salinas R, Baztán JJ. Reduction of functional deterioration during
hospitalization in an acute geriatric unit ［J］. Arch Gerontol Geriatr, 2009,
48（1）: 35–39.

［6］Inouye SK, Bogardus ST, Jr Baker DI, et al. The Hospital Elder Life Program:
a model of care to prevent cognitive and functional decline in older hospitalized
patients. Hospital Elder Life Program ［J］. J Am Geriatr Soc, 2000, 48（12）:
1697–1706.

［7］Kortebein P, Symons TB, Ferrando A, Paddon-Jones D, Ronsen O, Protas
E, et al. Functional impact of 10 days of bed rest in healthy older adults ［J］. J
Gerontol A Biol Sci Med Sci, 2008, 63（10）: 1076–1081.

［8］Cameron S, Ball I, Cepinskas G, Choong K, et al. Early mobilization in the
critical care unit: A review of adult and pediatric literature ［J］. J Crit Care,
2015, 30（4）: 664–672.

［9］Ambrosino N, Janah N, Vagheggini G. Physiotherapy in critically ill patients ［J］.
Rev Port Pneumol, 2011, 17（6）: 283–288.

［10］Kalisch BJ, Lee S, Dabney BW. Outcomes of inpatient mobilization: a litera-
ture review ［J］. J Clin Nurs, 2014, 23（11–12）: 1486–1501.

［11］李高峰, 朱图陵. 老年人辅助器具应用 ［M］. 北京大学出版社, 2013.

［12］Thomas DR，Ashmen W，Morley JE，et al. management in long-term care：development of a clinical guideline. Council for Nutritional Strategies in Long-Term Care［J］. J Gerontol A Biol Sci Med Sci，2000，55（12）：M725-734.

［13］Cederholm T，Bosaeus I，Barazzoni R，et al. Diagnostic criteria for malnutrition-An ESPEN Consensus Statement［J］. Clin nutr. 2015，34（3）：335-340.

［14］Kondrup J，Allison SP，Elia M，et al. ESPEN guidelines for nutrition screening 2002［J］. Clin Nutr（Edinburgh，Scotland），2003，22（4）：415-421.

［15］石汉平 . 营养筛查与评估［M］. 北京：人民卫生出版社，2014.

［16］Cederholm T，Jensen GL，Correia M，et al. GLIM criteria for the diagnosis of malnutrition-A consensus report from the global clinical nutrition community［J］. J Cachexia，Sarcopenia，2019，10（1）：207-217.

［17］陈伟，焦李 . 临床营养学［M］. 北京：人民卫生出版社，2017.

［18］石汉平，许红霞，李苏宜，等 . 营养不良的五阶梯治疗［J］. 肿瘤代谢与营养电子杂志，2015（1）：29-33.

第四章

# ACE单元医务社会工作

　　ACE单元是老年人健康状况急性阶段的特殊照护模式。老年患者由于疾病和老年综合征所致的不同程度的失能，多数在急性阶段结束后，还需要持续的非急性期照护（亚急性照护和长期照护）。非急性期的照护对医疗的需求下降，而对不同程度失能的照顾、慢性疾病的长期管理和急性事件的预防成为主要需求。不论身处哪个阶段，老年人都需要团队的照护。社工是老年人照护团队中不可缺少的一员。然而，在中国西部地区，驻医院开展工作的医务社工尚未普及。本章旨在对ACE单元医务社工的职责和工作内容进行探索总结。

　　社工是指在社会福利、残障康复、医疗卫生、社会救助等社会服务领域，采用专业方法，从事专门性社会服务的专业技术人员。从事医疗卫生的社工，被称为医务社工。发达国家的实践证明，尽管医务社工并非照护服务的直接提供者，但可以较好地贴合衰弱老年患者的需求，运用综合的专业方法解决照护者的问题，为医疗提供有力支持。

医务社工在ACE单元中的职责包括两个方面：第一，协助患者及其家属，通过扮演服务提供者、个案管理者、辅导者、服务倡导者等角色，增强患者对住院事件的适应性，开展健康教育以促进健康管理的预防效果；第二，与医生、护士、其他医疗技术人员组成专业团队，协助患者处理其与医院系统、家庭系统、社会支持系统的关系，帮助医生及早制定出院照护计划和跟进服务计划，使患者及早结束健康状况急性期，顺利转入亚急性或长期照护阶段。

ACE单元工作的特性决定了这其中的医务社工不仅具有社工的属性，而且具备老年服务和医务的双重特征，因此有别于社会工作其他领域，并需要专门的学习和训练。立足衰弱老年人的需求，ACE单元医务社工应特别关注影响其生活品质的因素，不仅在评估之初立足家庭成员、社会关系等情况，在干预中更着重关注患者住院期间和出院后的家庭支持从何而来，照护者由何人担当。

## 第一节　衰弱老年人照护者的选择和定位

照护者是指对患者给予照顾和保护的人，在本章不包括从事医疗服务的医生、护士等医疗团队。从理论上看，照护者问题包括三个方面：①谁来照护，也就是选择什么样的人来照护更加合适；②提供什么内容的照护，也就是照护者提供哪些适合需求的照护服务；③怎么照护，也就是照护者选择什么样的照护方法。

众所周知，当前中国社会庞大的老年人群体面临着生活自理能力减退的问题，再加上老年人患病的增多，对于照护服务存在较大需求。对于ACE单元中的衰弱老年人来说，照护更是保障其医疗质量的刚性需求，然而照护服务的供给不足、可供照护者选择的余地较小、照护者的能力较弱都是现存的主要问题。医务社工虽然不直接提供照护，但是可以为患者链接照护资源、指导照护服务、解决照护者的问题。

　　在现实生活中，能够成为ACE单元中的衰弱老年人的照护者可能有：患者的家庭成员和亲戚朋友、护工或者护理员。这两类照护者资源各有优劣，侧重点也各不相同。本节从医务社工的视角分析家庭成员与护工、护理员等两类照护者资源。

## 一、家庭成员

　　在世界各国，家庭一直是衰弱老年人照护的基石，不仅要承担情感支持，而且要提供经济支持。从情感支持和节省成本来考虑，绝大多数家庭成员与患者有亲密的关系，并且不产生照护费用，因而家庭成员往往成为首选的照护者。世界卫生组织的统计显示：在中低收入国家，大部分照护责任落在无偿的家庭照护者身上。在我国，虽然近年来家庭照护逐渐减少，但仍然占据着主导地位。

　　但是，家庭成员作为照护者的问题也显而易见：①家庭成员需要承受较大的心理压力，心理煎熬几乎伴随着整个照护过程；②体力消耗大，很容易成为第二个病人，因此有的国家提供喘息服务，以舒缓家庭照护者的压力；③一些关系不好的家庭成员往往给患者带来更大的伤害；④一个高收入的家庭成员来照护可能给家庭经济带来更大的损失，也就是说，家庭成员照护者的工作收入显著超过雇佣一个照护者所花费的经济支出，在经济上得不偿失；⑤家庭照护者不懂专业知识，主要是凭经验和感觉从事照护，不及专业照护者更加配合治疗行为。因此，在理想情况下，家庭成员作为照护者只是作为短期照护者的选择或者照护间隙的补充更为合适，在照护内容方面也偏重于提供情感支持。

## 二、护工或养老护理员

护工是指由患者或者患者家属雇佣的，协助医生、护士对患者进行日常护理和生活照料的工作人员。为了适应患者对照护的社会化需求，一些医院开设了护工服务项目，可以从医院聘请，但更多的是患者或患者家属从社会上聘请。护工与家庭保姆（或者家政工）相比，有一定的基本护理、康复护理、生活护照的知识和技巧。但是，护工基本来自农村，年龄偏大，基本没有经过培训，其文化水平、职业能力和责任心差异大，缺乏政府的监管，属于一种非正规就业，难以保证其服务质量。

养老护理员是适应我国老龄化需求的一种新兴职业，具有初中及以上文化程度的人经过90～150个标准学时的学习，通过不同等级的国家职业资格考试，即可获得初级、中级、高级、技师等四种不同等级的养老护理员证书。养老护理员可以说是普通护工的升级版，经过比较正规的培训和考试，一般而言比护工的素质高。但是，目前的大多数养老护理员来自农村，数量少、年龄大、文化程度较低（大部分为初中毕业生）、专业技能较低。

（黄　进）

## 第二节　ACE单元医务社工的工作职责

如前言所述，ACE单元医务社工的工作职责简言之可分为两条主线，一是帮助患者家庭处理入院这一应激事件，二是帮助患者制定合理的出院计划。

### 1. 应激事件处理

患病住院是一种可能给患者及其家庭带来负面影响的应激事件，在经历应激事件的过程中，患者及其家属可能会产生惶恐、失望、沮丧等负面情绪，或感到难以转变角色。医务社工应建立专业服务档案，科学评估并及时开展服务，提供心理支援，协调、巩固、维系患者及其家属的心理、人际关系，必要时链接资源，提供经济方面的援助。

### 2. 出院计划制定

对于达到出院标准的患者，个体化的出院后照护计划需要根据ACE单元多学科团队共同完成的疾病及功能状况评估和可获得的照护资源评估而制定，力求达到需求和资源匹配，其中医务社工就是完成照护资源评估和相应计划的专业人员。对于失能、半失能的衰弱老人而言，出院后照护计划不仅仅包括慢性病的药物治疗方案，还应纳入患者如何获得需要的医疗资源和养老资源，即我国的"医养结合服务"，在某些情况下，还包括如何获得所需要的亚急性照护资源。医务社工在对照护资源的规划安排时，应特别注重其与亚急性照护和长期照护需求相适应，这是减少再入院率、提高患者日常生活能力和生活质量的重要保障。面向患者，医务社工应该就出院回到家以后，有哪些需要注意的事项、如何进行健康管理、有事联系谁去跟进、如何获得所需照护资源等问题提供咨询。

（徐　杰）

# 第三节　　医务社工的服务过程及主要步骤

## 一、需求评估

### （一）基础需求评估

为使社会工作服务有的放矢，ACE单元要求社工在患者入院和出院两个重要时间节点上开展需求评估。在入院之初的基础需求评估中，医务社工需要掌握：患者医疗保险类型、基本生活情况、家庭关系、住房情况、照护者情况等。附录1-4-1可供医务社工参考。

1. 经济与保险信息

在ACE单元中，医务人员有时不得不根据患者的经济收入情况及其医疗保险类型对医疗方案或康复方案做出相应调整，因此，医疗保险类型和现收入情况属于必须掌握的重要基础信息。但在我国的社会氛围下，询问收入情况可能会遭遇抗拒。这时候需谨记，医疗社工的最终目的并非知晓其收入的数字，而是了解其经济负担能力，以供医生参考。医疗社工可以通过旁敲侧击，大致了解其负担能力。

2. 病史

尽管患者病史是医务人员早在门诊阶段就会开始采集的内容，但老年患者由于认知功能减退和急性疾病状况，有时无法一次性全面提供自己的病史，陪同家属不一定是知晓病情的人，这些因素使老年患者的病史采集常常需要多次与患者沟通才能完成。医务社工和其他

ACE团队成员在反复访视患者的过程中，能够对患者的病史采集起到非常重要的补充作用。医务社工在会谈过程中，可以鼓励患者讲述人生故事，事后再从中梳理出"入院需求（社会工作）评估表"中所需的各类信息，同时往往能够获得重要的补充病史。通过ACE会议分享的补充病史，对ACE团队的工作可能有重要的作用。例如，隐匿的抑郁表现，重要的既往就诊经历、可疑的药物不良反应等，都可能从医务社工分享的病史中得到线索。

3. 家庭关系

这一类信息具有两重作用，一是为医生提供了患者来源和患者必须返回的家庭的情况，有助于改善预后；二是给医务社工提供了发现患者现存特殊社会问题或医疗社会性问题的机会。

4. 居住情况

患者的长期居住地情况十分重要，对于ACE单元涉及的衰弱老年人，不仅要关注其住所的安全性是否有保障、人均使用面积是否适当等一般性问题，还应特别关注日常生活是否需要上下楼梯，这与患者自理能力有密切关系，医务社工应及时向康复治疗师反映，以便康复治疗师对康复计划做出必要调整。

5. 照护者情况

医务社工关注的照护是广义性质的照护，包含了医学性质的照护、康复照护和生活照护。在入院前患者的照护采取怎样的模式；在住院期间，医学性质的照护和康复照护由康复治疗师、护士和专业护工共同提供，而生活照护是由患者家属还是何人提供；出院后的生活照护，甚至是持续的康复照护又将如何解决，这些都应是医务社工必须预备好未来需解决的关键问题，因此，需要详细采集信息，切忌马虎。

### 6. 康复 / 出院需求和计划

对于入院第一天的患者，这一信息很有可能无法仅从患者处准确收集到。通过与ACE团队主管医生的沟通，可以获取大致的信息。在后续向患者提供服务的过程中，医务社工应有意识地向其传递正确的知识观念，包括疾病的治疗情形、进度及限制与预后。

### 7. 自述需求情况

医务社工最为关注的是患者本身的意愿，在进行需求评估时，不仅要评估客观情况，还应将患者的想法纳入考虑——患者最关注的是什么，最忧虑的是什么，患者认为最急需处理的问题是什么。

## （二）补充性需求评估

由于患者的身体状况、家庭状况都可能随时发生变化，因此在患者出院前，医务社工须持续关注，及时对其进行补充性需求评估。由于入院需求评估时，医务社工与患者的关系才刚刚建立起来，所以患者可能还具有一定的戒备心。然而到了这个阶段，随着关系逐步发展为温暖而信任度高，患者可能愿意与医务社工分享更多信息和想法。与入院需求评估的清晰结构性相比，补充性需求评估具有更强的随机性，对医务社工判断的经验性要求更高。医务社工可以参考附录1-4-2，从以下几方面进行补充性需求评估。

### 1. 记录患者及其亲友的联系方式

为加强与患者出院后的沟通联系，不仅需要记录患者本身的姓名、地址、联系电话，其朋友和直系亲属的相关信息同样可以帮助医务社工与其保持联系。再加上住院期间医务社工能接触到的患者亲友，很可能也就是日后患者的主要照护者，所以，为了促进医务社工与潜在照护者的联系，收集此项信息就更具必要性了。

2. 康复 / 出院需求和计划

医务社工不仅要了解ACE单元为患者制定的康复计划和出院计划，还要了解患者自身的想法，当两者发生冲突时，医务社工应及时与ACE团队成员讨论，如患者诉求合理，则ACE单元方案应作相应调整，如患者诉求不具备操作性，则医务社工应对患者做好解释安抚工作。

3. 患者情况重大变化

医务社工应关注患者随时可能发生的重大变化（尤其是那些会对照护者情况发生影响的重大变化），及时与ACE团队沟通，商讨必要的处置方案。如患者重要亲属离世，导致无照护者，若有必要，医务社工应链接资源，以申请紧急救助等方式帮助患者解决问题。

4. 临时性信息收集

根据ACE团队其他成员在照护中临时发现的问题或患者的新情况，医务社工有时需要进行相应信息的收集并进行分享。在常规访视中发现的任何与ACE照护相关的有用信息，也是临时收集到的信息，需要分享。如肺炎患者近2日食欲缺乏，无法达到临床营养师建议的摄入标准，医务社工通过会谈发现与患者听说退休前单位的重大变故有关。医务社工应主动向ACE团队分享，这将帮助团队鉴别食欲缺乏的原因、制定或调整治疗方案。

## 二、预评估与准备

1. 评估问题清单

当患者入院之初，社工就应在医院的共享信息平台上获取患者的基本资料，如姓名、床位、性别、年龄、入院原因，然后安排时间与患者会谈。在会谈前，社工应整理现有信息，以"还有什么是我需要知道但还不知道的"问题为导向，列出接下来需要重点了解的问题清单。

在ACE单元中患者有可能遇到的常见问题有以下七大类，每个分类下归类了各个具体问题。医务社工在经验未足时可适当参考此归类总结，以做到有备而往。

（1）照护问题：①无照护者（包括家属无力或不愿照护）；②不具备达标的居住条件；③尚需要社区康复机构收容，暂不宜返家。

（2）出院问题：①认为自身疾病未愈，拒绝出院；②认为住院是自身应有权利，拒绝出院；③对其他医疗机构条件不满意，拒绝出院；④对病情感到不安、害怕，拒绝出院；⑤没有交通费；⑥因车祸等私人纠纷未解决，拒绝出院。

（3）医疗适应性问题：①认为院方有医疗过失或处置不当；②拒绝接受医疗服务；③无法适应疾病症状；④无法适应检查或治疗导致的副作用；⑤不恰当的医疗期待；⑥对所患疾病缺乏了解。

（4）环境适应性问题：①对医院设施设备不满；②与医护人员关系不佳；③对其他服务人员不满意；④与病友、访客等关系不佳；⑤对医院伙食不满；⑥对照护者不满。

（5）家庭问题：①婚姻冲突或危机；②两代人之间的冲突（如婆媳、岳婿、亲子等）；③与同辈亲属（如兄弟、姐妹等）失和；④家庭关系淡漠或病态；⑤家庭缺乏支持系统；⑥关键人物死亡或伤残，家庭濒临解体；⑦遭遇重大意外（如火灾、地震等）。

（6）经济问题：①医疗费用问题；②家庭生活费用问题；③丧葬费问题；④照护费用问题；⑤交通费用问题；⑥对医院费用有质疑；⑦财务问题。

（7）情绪问题：①因疾病引起的情绪问题；②因治疗引起的情绪问题；③因个人生活事件引起的情绪问题；④因医疗团队（包括行政人员）引起的情绪问题；⑤因病友引起的情绪问题；⑥精神疾病或器质性脑部疾病。

对于个别高风险老年患者，应通过预评估筛选出需要高度关注的患者。因为高风险群体更有可能遭遇各类问题，无论是患者的医疗质量还是生活质量，都更容易受到波及，因此需要医务社工筛选出来之后，给予特别的关注，防患于未然。

筛选标准可根据机构特质不同而定制，参考指标有：

- 无亲友或固定住址者；
- 无生活自理能力又缺乏社会经济支持者；
- 意外事件受害者；
- 严重疾病患者（如恶性肿瘤、心脏手术、中风、截肢、烧烫伤等）；
- 精神疾病患者；
- 有自杀或暴力倾向者。

2.ACE 单元医务社工基本知识结构

除了围绕患者个体开展的准备工作以外，医务社工还应具备足够的老年病医疗常识，了解社区资源分布，熟悉相关政策及规定。只有掌握了这些储备知识，医务社工才能与患者准确无误地进行与医疗相关的讨论，才能在结案阶段从容不迫地完成必要的转介或资源链接。

（1）老年病医疗常识：学习医疗常识对于医务社工而言并非易事，但对于ACE单元中的医务社工来说却是必修课。医务社工可以由阅读中文的医学类科普书籍开始，了解人体的各个系统、老年病的诊断及通常治疗方式；也可以在医务社工培训的阶段，就请老年病医生来介绍衰弱老年人的常见病及治疗。

（2）社区资源分布：由于在ACE团队制定康复计划和出院计划时，患者出院后必需服务的接续性将会是重要考量因素，所以对于所在城市的主要社区医院、康复中心等医疗资源，驻社区的社工机构，医务社工应当提前了解，尽量汇总。然而在现实情况中，大型城市综合性医院中常有来自外地的患者，医务社工难以详尽掌握这一类型患者的所在社区情况，因此只能退而求其次，在有需要的情况下，尽量转介到患者所在地的社工机构，由机构的社工为该患者继续链接资源，解决出院后照护者及其他问题。

（3）医务社工应当熟悉相关政策及规定：为了在必要时及时发挥作用，医务社工应熟知老年人医疗、照护、医疗救助、残障福利等方面的政策规定。

## 三、首次会谈与需求评估

在首次会谈的阶段，医务社工有两个目标任务，一是与患者及其照护者建立界限明确、良好信任的专业关系；二是开展准确的需求评估。完成这两个任务可以为接下来的工作打下重要基础。可以按照以下要点安排首次会谈。

1. 会谈时间安排

由于目前我国公众对医务社工专业知晓度低、接受度低，因此，建议医务社工参与医生的日常查房，在查房过程中不影响医护人员交流的情况下，向患者简要自我介绍，并约定会谈时间。介于患者情况复杂，可能出现无法会谈的各种情况，因此，医务社工需要有所准备，例如患者当时身体不适，不宜会谈，那么，医务社工就可以另择时间会谈；或患者认知能力有限，无法会谈，那么，医务社工就可以与了解其情况的照护者会谈；会谈对象既可以是患者家属也可以是医务护工。

2. 会谈地点

尽管在理想状态下，为保证质量，会谈的最佳物理环境是专门设计的社会工作会谈室，但在现实中我国医院往往不具备这样的条件，因此，病床边、会客室、诊疗室等都是常见选择。为了在有限的条件下尽量保证患者隐私不被泄露，医务社工可以利用屏风或窗帘做必要的遮挡，并支开不相关的好奇病友。

**3.建立专业关系**

为了消除患者的疑虑和抵触情绪，可考虑安排医务社工与ACE团队其他成员统一着装。医务社工应当明确介绍医务社工的角色、工作内容、自己的姓名称呼，建议利用卡片或名片帮助患者理解。在会谈中，医务社工应秉承尊重、不评判的职业道德准则，积极聆听（active listening），表达同理、关心，表明协助意愿。

**4.需求评估**

医务社工可参考本章附录1-4-1，适当利用访谈技巧，收集信息，完成需求评估。需求评估是正式开始服务之前最关键的环节，不仅对医务社工有的放矢地制定服务方案有决定性的指导作用，也对ACE团队其他成员形成有效信息反馈。

**5.签订开案合约**

合约的意义在于确认医务社工与患者对于彼此的角色任务和目标均已表示认同，因此，即使在现实中难以签订纸质的书面合约，医务社工也应当在会谈中向患者说明以上内容并确认达成共识。

## 四、服务方案制定与实施

在签订开案合约后，医务社工应着手制定服务方案，然后开始实施方案，如有必要还需进行阶段性评估和相应的新方案制定。

**1.服务方案制定**

综合病历与患者自述情况，甄别问题，初步制定个别化的服务方案。通常ACE单元患者面临的较大问题就是照护者问题，因此，建议医务社工从提供服务之初就有意识地引导患者家属积极参与进来，毕竟患者家属一般来说是最大可能性的潜在照护者。医务社工可以与患者及其家属讨论方案，取得患者及其家属的理解和接受，对其中的细节可进行商榷，修订之后形成最终服务方案。附录1-4-3是ACE单元社工服务方案的举例。

2. 服务方案实施

在实施过程中，医务社工常用的技巧有同理、澄清、支持、面质（注：此为一种社工专业技巧）和资源链接。医务社工可以继续有意识地引导患者家属一同参与实施，以获得未来潜在照护者的足够支持。但医务社工应注意避免与患者或患者某一家属结盟，从而失去中立性。

3. 阶段性评估与新方案制定

如果患者住院时间较长，那么就有必要进行阶段性评估，在评估中，医务社工应同患者及其家属一起回顾上一阶段的目标及其达成情况，然后制定下一阶段的服务方案。

## 五、结案与跟进服务

结案并非一蹴而就，而是一个循序渐进的过程。在这个阶段，医务社工与患者及其家属需要完成三大任务，探讨目标达成带来的感觉，回顾已取得的成就，指出未来的方向。

1. 探讨目标达成带来的感受

在结案前，医务社工应与患者及其家属会谈，使他们对结案有心理准备。对于大多数患者及其家属来说，接受医务社工服务是特别的人生体验，从中获益之后在结案时会产生正面的情绪反应，包括成功克服困难带来的喜悦，但有的个体会因过于依赖这段专业关系，从而产生分离焦虑。对于后者，医务社工须谨记这种负面情绪是暂时性的，医务社工应当尽力减少结案的副作用，鼓励患者及其家属开放地讨论结案，以同理心向他们传达愿意倾听、愿意理解的态度。随着患者及其家属平稳接受结案事实，医务社工可以逐步减少与他们的接触，提醒他们回到自助自立的生活状态中去。

2. 回顾已取得的成就

对照开案合约和服务方案，医务社工可以帮助患者及其家属回顾问题、解决问题所采取的方法步骤。这样的回顾可以帮助他们形成对解决问题的过程的认知，其解决问题的能力可以得到进一步巩固。医务社工还可以在回顾中指明和强调患者及其家属自己取得的成绩，以增进其自信心，让他们认识到自己拥有的力量。

3. 指出未来的方向

患者及其家属可能会怀疑自身是否有能力应对未来的其他问题，医务社工一方面要努力使他们相信他们有这样的能力，另一方面也要估计一些可能会破坏改变成果的因素，为预防问题的产生，提前为患者及其家属规划或准备好可供使用的资源系统。对于衰弱老年人，即使在出院时照护者问题得到了良好解决，但随着进一步的衰老变化，其照护需求有可能会增大，比如需要更加专业的康复照护服务，所以医务社工还应该提前为其家庭提供相应的社区资源信息。

结案条件可参考以下五条：

•患者主要问题已得到妥善解决；

•问题处理已获得阶段性成效，患者及其家属有能力自行解决问题；

•患者强烈拒绝接受服务；

•还未处理的问题属于ACE单元服务范围以外，应由其他机构提供，社工已妥善转介或安排；

•存在不能实现目标的客观原因。

当然，结案并不意味着社工服务就此结束，在结案后一定时间内，社工还应定期对老年人进行回访跟踪，了解他们的最新情况和服务需要。跟进服务属于结案阶段工作的有机组成部分，其意义有三，一是了解老年人在结案后的情况，判断其是否需要必要的帮助，尤其是照护需求是否得到适当的满足；二是让老年人不产生"被遗弃感"，持续感受到社工的关心；三是评估医务社工提供的服务是否真的有效。

跟进服务的常见实施方法有电话、会面，对象既可以是老年人本人，也可以是其照护者。电话跟进简单便捷，最适用于不居住于同一城市的老年人，会面尽管大大增加医务社工的工作量，但是不仅让老年人感到亲切，也可以收集到更多相关信息，有利于医务社工的专业判断。

（黄熹微）

## 第四节　医务社工融入ACE团队的挑战与反思

社会工作专业核心的人本主义使医务社工为ACE团队众多专业人士带来最为独特的视角，是解决照护者问题的主要专业力量。作为团队中的一员，医务社工不再孤军奋战，所以应当更加注意如何与其他专业人员开展合作。在ACE这样一个跨专业团队中，医务社工固有专业优势，但也有挑战与障碍需要克服。

首先，医务社工应当明确各角色职责，证明自身能力。为了确保团队功能达成最佳效用，团队中的成员需要明确自身与合作伙伴的角色和职责。作为医疗团队中最新引进的成员，医务社工不仅应当理解老年病医生、护士、康复治疗师、临床营养师、临床药师、精神病医生及心理医生的角色意义和作用，还需要以独特的方式向合作伙伴证明自己的价值，表明自己具备解决问题的能力，在与合作伙伴共同处理事务时尽量讲明自己的角色，否则其专业权威性很容易受到其他专业人士的挑战。

其次，医务社工应当发挥角色流动性，适度倡导新观念。医务社工应充分发挥自身角色的流动性，根据患者情况、团队合作情况的不同，动态调整自身角色，在倡导者、服务提供者、支持者等角色之间流畅切换。在团队中合作性组织文化正是合作成功的前提，而组织文化塑造于个人在工作环境、领导过程和教育中养成的态度和信念。为使团队的合作更为紧密高效，医务社工应当适度倡导每一个成员都有意识地坚持培养合作性组织文化。

在ACE单元建设过程中，医务社工成为ACE团队的一员需要整个ACE团队的努力。在传统的照护模式中，医生的角色专业规范，强调自治、自律及自我依赖，而医务社工则强调支持、团队动力及系统分析。社会工作与护理工作的职责有部分重叠，例如对患者的情绪支持、心理问题的疏导和出院安置后的后续照护等，而在临床上导致冲突。ACE团队需要做出以下三方面的努力，帮助医务社工尽快融入团队。

（1）ACE团队应当理解医务社工的角色：ACE多学科查房会的多学科讨论是理解医务社工角色和作用的有效方式。在实践过程中有意识地增加多学科交叉性讨论，可以有效减少分歧和冲突，增进各学科专业人士之间的理解。

（2）ACE团队应当充分利用医务社工提供的信息：ACE单元的文化强调多学科团队中的每个成员都对患者的照护具有同等的作用。以平等合作的态度从医务社工收集到的信息中筛选有用的关键点，以此为根据为患者制定更优方案。当出现进一步沟通需求或信息需求时，及时与医务社工联络，以合作的方式完成必要的沟通或信息收集。

（3）ACE团队应当适当采纳医务社工的建议：医务社工是ACE团队中全方位了解患者其人及其家庭社会支持状况的专业人士。医务社工的工作之一是根据患者的家庭社会支持情况对医护人员提出修改照护计划的建议。例如，某一患者躯体失能较重，在出院前仍然需要2人扶持才能行走，但此患者的经济情况无法负担2名照护人员的费用，因此医务社工在ACE会议上提出出院后照护资源的问题，ACE团队应调整照护目标，加强对行走和日常生活能力的训练，通过对照护者或家庭成员的技能培训，提高照护技能，以满足出院后的照护能力。

（黄熹微　黄　进）

## 附录1-4-1　入院基础需求（社会工作）评估表

| 姓名 | | 床位 | | 性别 | | 年龄 | |
|---|---|---|---|---|---|---|---|
| 入院原因 | | | | | | | |
| 医疗保险类型 | □城镇职工基本医疗保险 □城镇居民基本医疗保险<br>□农村合作医疗 □离休干部医疗 □商业保险 □无保险<br>□其他（请注明）：＿＿＿＿＿＿＿＿＿＿＿ | | | | | | |
| 经济状况 | | | | | | | |
| 有无病史 | | | | 患者自理能力 | | | |
| 职业（退休前） | | | | 现收入情况 | | | |
| 家庭关系 | 婚姻状况：□已婚 □丧偶 □未婚<br>如已婚，□与配偶同住，配偶健康状况：＿＿＿＿＿＿<br><br>□有子女 如有，□与子女同住<br>儿子＿人，女儿＿人，其中＿人居住于同一城市 | | | | | | |

**续表**

| 姓名 | | 床位 | | 性别 | | 年龄 | |
|------|--|------|--|------|--|------|--|
| | 补充情况： | | | | | | |
| 居住情况 | □电梯房，□楼房，□别墅，□平房<br>□住房存在隐患（如有请注明）：<br>_____ | | | | | | |
| 照护者情况 | 入院前的照护模式为<br>□完全自理，□同住子女照护，□同住配偶照护，□驻家保姆/护工照护 | | | | | | |
| | 入院后的照护模式为：<br>□完全自理，□子女照护，□配偶照护，□保姆/护工照护 | | | | | | |
| | 出院后，计划采取何种照护模式：<br>□完全自理，□同住子女照护，□同住配偶照护，□驻家保姆/护工照护<br>补充情况： | | | | | | |
| 康复/出院<br>需求和计划 | | | | | | | |
| 自述需求情况 | | | | | | | |
| 填表医务社工 | | | | 填表日期 | | | |

## 附录1-4-2　补充性需求（社会工作）评估表

| 姓名 | | 床位 | | 性别 | | 年龄 | |
|---|---|---|---|---|---|---|---|
| 亲友联系方式 | | 与本人关系：□直系亲属（可备注）_____，<br>□朋友<br>姓名：_____，电话：_____ | | | | | |
| | | 与本人关系：□直系亲属（可备注）<br>_____，□朋友<br>姓名：_____，电话：_____ | | | | | |
| 康复/出院<br>需求和计划 | | 院方计划： | | | | | |
| | | 患者自述： | | | | | |
| 患者情况重大变化 | | | | | | | |
| 临时性信息收集 | | | | | | | |
| 填表医务社工 | | | | 填表日期 | | | |

## 附录 1-4-3 ACE 单元（社会工作）服务方案

| 姓名 | | 床位 | | 性别 | | 年龄 | |
|---|---|---|---|---|---|---|---|
| 优势 | | | | | | | |
| 风险 | | | | | | | |

| 目标 | 措施 |
|---|---|
| | |
| | |
| | |
| | |

| 参与人（签字） | | |
|---|---|---|
| 填表医务社工 | | 日期 | |

# 参考文献

［1］窦影 . 以需求为本：老年人长期照护与社会工作介入［J］. 知与行, 2016（06）：
114–118.

［2］何小璐 . WHO 报告《痴呆：一个公共卫生重点》中文版正式发布［J］. 中华医学信息导报, 2012（24）：9.

［3］香港·社会服务发展研究中心 . 医务社会工作实务手册［M］. 广州：中山大学出版社, 2013：196.

［4］Pruitt.I，谷晓阳 . 北平协和医院社会服务部 1927–1929 年度报告［J］. 社会福利（理论版）, 2014（9）：2–16.

［5］秦燕 . 医务社会工作［M］. 台湾：巨流图书公司［M］, 1996：360.

［6］Ambrose–Miller W，Ashcroft R. Challenges Faced by Social Workers as Members of Interprofessional Collaborative Health Care Teams［J］. Health & Social Work, 2016（No.2）：101–109.

# 第二篇

# ACE单元老年综合征的管理

　　ACE单元的任务是处理对老年人造成急性打击的疾病、创伤或老年综合征，是负责老年人急性期健康照护的单元。慢病管理和老年综合征的长期管理是急性后阶段（亚急性及长期照护阶段）的主要任务。然而，在急性阶段，老年综合征会造成急性健康问题恶化，治疗决策中矛盾和困难增加，并发症风险增加，甚至直接导致不良结局。例如，衰弱和痴呆，会导致肺炎老年患者更易发生谵妄、营养不良、日常生活能力的下降；痴呆伴随的吞咽障碍处置不当，可能造成吸入性肺炎及呼吸衰竭。老年综合征的处置是否恰当，很大程度上影响了急性阶段的治疗效果。评估老年综合征及其严重程度、在急性阶段适当处置老年综合征，能够最大限度改善急性阶段的治疗效果，减少住院相关的不良事件。本篇分章介绍对老年患者急性期照护影响最大的老年综合征的管理方案。管理方案从评估方法、干预要点和老年医学多学科团队的分工三方面进行阐述。

# 第一章

# 衰弱及衰弱前期

衰弱是一种易损性增高的临床状态。衰弱患者在应激的情况下发展为日常生活能力依赖和/或死亡的风险增高。衰弱可以是躯体衰弱、精神衰弱或两者兼有，衰弱状态会发生动态的变化，可能改善也可能加重。急性疾病状态本身就是导致衰弱加重的重要原因。如前所述，衰弱的老年人群的基本特征，也是老年患者需要特殊住院期间照护的根本原因。衰弱是筛选老年医学服务对象的最佳指标，在住院期间的老年医学服务包括ACE单元、老年医学会诊、老年医学和专科共同管理等模式。本章围绕ACE单元的工作进行阐述。

## 第一节　评估方法

在ACE单元评估衰弱有两个基本目的，第一，发现预后不良的高危患者，作为纳入ACE管理的基本指针之一；第二，积极干预，从而减少住院相关的不良事件，改善预后。一项2013年的系统评价发现，衰弱评估判定方法多达67种，不同的评估工具在同一个人群中使用存在较大的异质性。尽管衰弱评估工具繁多，几乎所有的评估方法，都能提示更差的预后，为临床工作提供重要信息。虽然近年学术界逐渐重视认知衰弱和社会衰弱，目前的绝大多数衰弱评估工具的理论依据仍然来自躯体或症状性衰弱概念和定义，因此，这些工具没有涉及认知功能的评估。本章中的衰弱也是指躯体衰弱。目前常用的衰弱评估工具包括：Fried标准（衰弱表型）、衰弱指数（FI），FRAIL量表、SOF指数等。在ACE单元中进行衰弱评估，可以根据可获得信息、工作流程和工作效率等条件选择其中一种来实施。

## 一、衰弱表型

又称为"Fried标准"或者"霍普金斯衰弱表型"，是目前使用最为广泛的衰弱评估工具，以衰弱表型为其理论基础。该理论的创建人Fried教授认为躯体衰弱的患者，存在衰弱潜在病因和结局以外的特殊症状表型，根据这些表型特征，我们可以识别衰弱人群。Fried标准包括：①不明原因体重下降；②疲乏；③握力下降；④步行速度下降；⑤体力活动降低。这些表现在高龄老年人中更加常见，从疾病诊断的角度来看，这些症状是非特异性的，不能用单一疾病来解释。这些症状在同一个体上累积越多，提示衰弱程度越重。Fried标准已经被大量研究证明其提示预后的作用，得到学术界最广泛的公认。Fried标准见附录2-1-1。此方法在急性期使用的缺点在于可能无法获得基线状态下（本次急性疾病打击之前）的测量值，而握力、步行等测试，可能在严重疾病患者无法进行。握力、步速在中国并不是常规健康体检项目，这些基线资料通常很难获得。

## 二、衰弱指数

又称为"Rockwood衰弱指数"，是以疾病、功能和认知下降，以及社会能力多维度缺损累计的方式评估衰弱，缺损数量越多，衰弱评分越高，其理论基础又成为"缺陷累积"。基本评估方法是从多个健康相关变量（通常为30~70个）中，对健康缺陷进行计数。缺陷数目的百分比，即为衰弱指数。例如，老年人综合评估（CGA）包含约60项潜在的健康缺陷，无任何健康缺陷老年人的衰弱指数评分为0／60=0；同理，假设患者有24项健康缺陷，其衰弱指数评分则为24／60=0.4。通常认为，FI≥0.25提示该老年人衰弱；FI<0.12为无衰弱老人；FI：0.12~0.25为衰弱前期。电子化地从患者的健康数据库中提取变量信息，可以提高该方案的可行性。

## 三、FRAIL量表

上述两种方法均为最经典的衰弱评估方法。然而，在急性期照护的快节奏工作中，临床医生及病人更倾向于使用快速地评估工具。因此国际老年营养学会开发的FRAIL量表，可能更适合ACE单元的工作。FRAIL量表其理论基础与衰弱表型一致，判断衰弱的原理与Fried标准相同，但不必进行握力测试和步行测试，仅需询问病史。量表及结果判定方法见附录2-1-2。

以上3种最常用的评估工具对不良临床结局以及死亡风险的预测能力是相当的，Fried衰弱表型包含了步速及握力客观评估指标，对于衰弱的诊断更为精确，由于目前尚缺乏中国人群握力、步速以及体力活动的数据，因此应用受到限制。FI能很好评估老年人衰弱程度，预测临床预后，但评估项目多，除非有患者的电子化健康数据库和自动提取的路径，在ACE单元中实施困难。FRAIL量表评估方法较为简易，节约时间，更适合急性期照护进行快速筛查及评估。

# 第二节　干预要点

衰弱老人需要全程的健康管理。在不同病情阶段和场所，管理目标和方案各有侧重。在急性期照护中，衰弱的干预目标是帮助老年患者尽可能快地度过急性期，并尽可能恢复到急性疾病前的功能状态。实际上，ACE单元的所有干预措施，都是针对衰弱的急性期干预。本节概述衰弱的循证医学干预措施和急性期处理的要点，相关细节在相应的章节分别叙述。

## 一、急性期的康复治疗

运动被认为是改善老人生活质量和提高功能最有效的干预手段，包含运动在内的干预措施是目前对衰弱干预最具有循证医学证据的有效措施。运动的主要获益包括：提高行走能力、提高步速、增加日常生活活动能力、减少跌倒、改善骨密度及增加幸福度。不论多衰弱的老年人，都能从适量的运动中获得益处。有必要指出，这些运动并非只限于老年人在康复师的指导下进行"锻炼"。住院患者的运动方案包括了在卧床期间就开始的被动运动和患者能够配合的主动运动。衰弱老年患者的运动处方需注意两个要点：①训练的针对性，针对受损的日常生活能力进行运动训练，会更加有效。例如，患者离开座椅站立有困难，则需要制定一个循序渐进的座椅起立训练计划：最初借助座椅扶手起立，反复训练直到几乎不用扶手就能够起立，最后达到离开座椅完全不用扶手。同理，对于爬楼梯有困难的老人，从每次爬1个楼梯开始，逐渐增加楼梯数量。②运动的剂量效应，具备一定的运动强度和持续时间才能达到改善预后的目的。只要患者能够耐受，应逐渐增加重复次数、承重以及有氧运动的时间。除了体力活动，正式的作业治疗对于帮助衰弱老年人改善日常生活活动能力、社会生活参与度以及移动能力尤其有效。ACE单元要求及早介入康复治疗，在入院后24～72小时内实现首次康复医学评估并制定干预计划。

## 二、营养评估及营养干预

多个衰弱管理指南将营养补充作为推荐的干预措施。虽然单纯的营养素补充对衰弱逆转并无足够的有效证据，但急性期对营养不良和营养风险进行管理，能够改善营养状况，改善急性期的结局。具体措施见第一篇第三章第五节。

## 三、用药评估

定期评估药物使用情况是衰弱前期或衰弱确定有效的干预措施。在ACE住院阶段，用药评估（medication review）是贯穿始终的重要工作。通过用药评估改变住院前的不合理用药、制定合理的急性期治疗方案和出院后长期用药方案，具体措施包括停用无适应证的药物、用更安全的药物替代目前用药、改变用药剂量或者增加用药等。用药评估可以减少药物不良反应，避免不必要的药物—药物相互作用、药物—疾病相互作用，能够减少多药共用和药物副作用导致的衰弱。具体措施见第二篇第七章和第八章。

## 四、无效的干预手段

虽然人们积极寻求包括药物在内的治疗衰弱的方法，有些治疗仍然没有得到证据支持其有效性。在针对患者的治疗决策时，临床医生必须知道该领域的如下进展。尽管炎症通路的激活以及内分泌系统的失调被认为是衰弱的发病机制，但是使用激素和抗炎药物治疗衰弱的临床数据有限，尚无证据证明这两种治疗有效。在健康状况的急性期，更没有这些治疗措施的证据。可能被考虑到的激素治疗包括雄激素类和生长激素类。

1. 睾酮

性腺功能低下或性腺功能正常的男性使用睾酮替代治疗可以增加肌肉量及肌力，特别是在联合运动的情况下，效果更为显著。然而，睾酮可以导致脂代谢异常以及对前列腺造成无法预测的影响。因此，不建议在缺乏性腺功能低下临床表现和体征以及实验室检查证实（三个不同时间清晨血清睾酮浓度均低于正常）的情况下常规使用睾酮。

2. 生长激素或生长激素释放因子替代治疗

目前尚无数据证实生长激素有效改善老人躯体功能或其他衰弱相关的临床结局，甚至有研究发现使用内源性生长激素的风险超过了可能的获益。

3. 硫酸脱氢表雄酮（DHEA-S）补充治疗

DHEA-S补充治疗对于预防或治疗衰弱的获益目前尚未得到证实。

还需要进一步的研究证明对衰弱老人进行内分泌或炎症的生物学治疗的有效性和潜在的风险。

# 第三节　团队分工

## 一、老年科医生

老年科医生作为多学科团队的核心，对衰弱老年患者的ACE单元照护承担组织、协调、实施以及监督职责。在ACE多学科会议上，老年科医生是统筹治疗建议和做出主要决策的成员。针对衰弱的住院期间干预，医生的具体分工职责如下。

1.根据衰弱程度的评估结果及ACE单元老年综合评估的其他结果，对患者预后作出合理的估计。

2.结合患者的预后判断，与患者及家人讨论患者的治疗目标。

3.与ACE多学科团队讨论患者的治疗目标并制定与其符合的治疗照护方案。

4.住院期间持续进行照护评估，尽量减少或避免可能增加住院相关不良事件的诊疗措施，做好减少不良事件的应对措施。

5.反复进行用药评估，这也是照护评估中最重要的部分之一。入院时和出院时是尤其关键的时间点。

## 二、护士

1.采用适宜的量表或方法对患者进行衰弱评估，对评估为衰弱的急性期患者，启动ACE单元的管理模式。

2.吞咽功能障碍的筛查：具体方法见第二篇第六章。

3.跌倒风险评估：具体方法见第二篇第十章。

4.压疮风险评估：根据营养状况、是否长期卧床、精神状态、有无失禁以及感染等评估压疮风险。

5.社会支持评估：护理组在日常工作中，逐渐收集患者的家庭、照护者社会支持情况等问题。在缺少护工的情况下，护理组作为主要的社会家庭支持信息收集人员。

6.对吞咽障碍患者及其照护者进行床旁宣教正确的进食体位、食物形态以及喂食方法，并监督和抽查实施情况，见第二篇第六章。

7.采取跌倒风险分层管理，床头悬挂防跌倒标识，给予患者及照护者防跌倒知识宣教，如：患者起床3个30秒（苏醒后平卧30秒，起床后沿床边坐30秒后再站立，床旁站立30秒后再行走）。建议患者穿防滑鞋，不单独如厕及外出，上床休息及时拉起床栏。定时巡视病房环境，保持地面干燥，病房照明是否正常。见第二篇第十章。

8.对存在压疮风险的患者及照护者进行压疮预防宣教，定时查房督促患者下床活动。因疾病原因无法下床活动的患者，应定时加强翻身以及评估压疮发生情况。

## 三、康复治疗师

1.评估基线躯体功能，是否存在躯体功能下降及其严重程度，判断下降的原因。包括行走能力、心肺能力、活动耐力，步态平衡及跌倒风险。

2.评估是否存在日常生活能力下降及具体方面。

3.评估是否存在吞咽功能障碍。

4.评估患者及家属对功能状况的预期目标及其达到目标的可能性，在ACE会议上分享患方的期望和达到目标措施的可行性。

5.根据患者急性疾病的病情及治疗计划、躯体功能状况、躯体功能下降原因和患方的意愿，制定个体化的运动治疗计划，原则上包括抗阻运动与有氧耐力运动。

6.对能够行走的患者制定每日行走训练计划，通常要求每天3次以上下床行走。

7.重度衰弱患者在能够耐受的前提下给予被动运动的运动处方。

8.提供病房环境改进及辅助技术，以及教患者以较小的能量消耗完成必要的日常生活活动的能量节省技术。

9.给予日常生活活动能力的针对性训练，例如，训练上下楼梯，训练用勺子进食等。

10.由语言治疗师和护士一起进行吞咽功能障碍的宣教和治疗。

## 四、临床营养师

1.评估是否存在进食量下降、是否存在进食种类改变，某种或某些营养素摄入不足，判断进食不足的原因。

2.评估是否存在吞咽障碍。

3.评估是否存在体重明显降低，肌肉量减少。

4.评估是否存在生化检查中营养指标异常。

5.为患者制定出适合患者口味的膳食菜单，并尽可能地满足营养供应。

6.若膳食无法满足患者营养需求，考虑个体化营养支持方案，包括肠内营养制剂、肠外营养补充等。

7.和护士—康复治疗师一起评估患者吞咽障碍等级，予以相应风险教育及饮食指导（见第二篇第六章）。

8.和护士、家属一起合作，鼓励患者足量饮水，尽量自主进食，为满足营养需求可以少量多餐。

9.对患者、家属、护工进行营养相关宣教。

## 五、临床药师

1.收集入院前用药情况、药物不良反应线索，评估当前用药种类、数量以及用法是否正确。

2.对无适应证或不能获益的药物建议医生停药。

3.协助医生选择更安全的药物替代目前用药。

4.协助医生调整用药剂量或用法以减少不良反应。

5.协助医生增加适宜的药物。适宜的药物指的是与医患达成一致的照护目标相符合的、能改善患者生活质量或预后的药物，使用这些药物能对患者带来确定的获益。例如，肿瘤患者增加改善食欲的甲地孕酮，增加改善抑郁的药物，增加改善衰弱的维生素$D_3$等。

6.对患者、家属及护工进行合理用药宣教。

（葛　宁　蒋佼佼）

附录 2-1-1　Fried 标准

|  | 男性 | 女性 |
| --- | --- | --- |
| 体重下降 | 过去1年，不明原因体重下降4.5 kg或者>5%体重 | |
| 疲乏 | 具备以下任何1条：<br>①过去1周完成每件事都很费力<br>②过去1周不能向前行走 | |

**续表**

| | 男性 | 女性 |
|---|---|---|
| 握力下降 | BMI≤24 kg/m²：握力≤29 kg<br>BMI 24.1～26.0 kg/m²：握力≤30 kg<br>BMI 26.1～28.0 kg/m²：握力≤30 kg<br>BMI>28 kg/m²：握力≤32 kg | BMI≤23 kg/m²：握力≤17 kg<br>BMI 23.1～26.0 kg/m²：握力≤17.3 kg<br>BMI 26.1～29.0 kg/m²：握力≤18 kg<br>BMI>29 kg/m²：握力≤21 kg |
| 步速下降 | 身高≤173 cm：≥7秒<br>身高>173 cm：≥6秒 | 身高≤159 cm：≥7秒<br>身高>159 cm：≥6秒 |
| 体力活动下降 | <383 kcal/周 | <270 kcal/周 |

判断标准：不具备上述任何项具备定义为健壮，具备 1～2 项定义为衰弱前期，具备 3～5 项定义为衰弱。

附录 2-1-2　FRAIL 量表

| 评估项目 | 评估内容 |
|---|---|
| 疲乏 | 过去4周内大部分时间或者所有时间感到疲乏 |
| 抗阻力活动 | 是否能上1层楼梯（可以使用拐杖等工具，中途不休息，不乘坐电梯或其他上楼设施、不用他人扶持） |
| 有氧活动 | 是否能走完100 m（可以使用拐杖、助行器等工具，不坐车，不用他人扶持） |
| 疾病状态 | 存在以下疾病中的5种以上：<br>①高血压；②糖尿病；③中风（有症状的脑血管意外）；④恶性肿瘤（微小皮肤癌除外）；⑤充血性心衰；⑥哮喘；⑦关节炎；⑧慢性肺病；⑨肾脏疾病；⑩心绞痛；⑪心肌梗死 |
| 体重下降 | 1年来或更短时间内体重下降≥5% |

判断标准：不具备上述任何项具备定义为健壮，具备 1～2 项定义为衰弱前期，具备 3～5 项定义为衰弱。

# 参考文献

［1］郝秋奎，李峻，董碧蓉，等. 老年患者衰弱评估与干预中国专家共识［J］.
中华老年医学杂志，2017（3）：251-256.

［2］Xue Q-L，Godino JG，Varadhan R，et al. Frailty assessment instruments：
Systematic characterization of the uses and contexts of highly-cited instruments
［J］.Ageing Res Rev，2016（1）：53-61.

［3］Turner G，Clegg A. Best practice guidelines for the management of frailty：a
British Geriatrics Society，Age UK and Royal College of General Practitioners
report［J］. Age Ageing. 2014（6）：744-747.

［4］Metzelthin S，vanRossum E，deWitte L，Ambergen A，Hobma S，Sipers W，
et al. Effectiveness of interdisciplinary primary care approach to reduce disability
in community dwelling frail older people：cluster randomised controlled trial［J］.
BMJ. 2013.

第二章

# 日常生活能力下降

　　日常生活能力（ADL）是人们每天独立地参与生活中一系列活动所必须具备的能力。其中，基本日常生活能力（basic activities of daily living，BADL），包括个人卫生、穿衣、如厕、洗澡、进食、转移及步行等每天反复进行的自我照顾的基本生存活动；而工具性日常生活能力（instrumental activities of daily living，IADL）包括打电话、做家务、做饭、服药、财务处理以及交通工具的使用等更高级的活动内容。IADL不仅限于在家居环境中的活动，也涉及常见的社区性活动。日常生活能力是人的基本功能，也是老年医学领域"功能"一词的基本含义。日常生活能力受损（ADL impairment）是判定失能的根本依据。日常生活能力下降（ADL loss）常用于描述日常生活能力正在丢失的急性状态或动态过程。

　　老年人群是日常生活能力受损的高发人群，急性疾病和住院事件是老年人日常生活能力下降的主要原因之一。研究证实，70岁以上老年患者经历住院事件，30%会发生BADL下降；80岁以上者，50%会发生BADL下降。这些BADL丢失的患者，出院后ADL能恢复到基线水平的比例只有10%，多数长期失能。IADL通常先于BADL受到损害，是更加敏感的功能状态指标。在由于急性问题入院时，大部分老年患者的IADL已经受损。如何维护和恢复住院老年患者的ADL，是ACE单元的基本宗旨和首要目标。

# 第一节　评估方法

## 一、评估目的

所有住院老年患者均应接受日常生活能力评估。评估的目的在于：

1.了解住院老年患者当前ADL状况，据此制定以患者为中心的护理及康复治疗策略。

2.了解住院老年患者急性健康问题出现之前的ADL基线状况。ADL基线是功能维护和恢复的目标。将急性疾病加重之前2周的ADL作为基线是合理的，这有助于了解老年患者入院前的基本功能状态。对于呈现亚急性起病的临床情况，可以将基线的时间点适当前移。ADL下降持续的时间越长、离基线越远，恢复的可能性越小、困难越大。

3.为判断住院老年患者的预后提供依据。基线ADL受损越重，急性疾病导致的ADL丢失越明显，患者的预后越差，预期寿命越短。ADL是独立于疾病严重程度等因素的临床结局预测因子。

4.出院前的ADL状态，是出院后照护计划的依据。

## 二、评估工具

日常生活能力的主要评估工具是基本日常生活能力量表和工具性日常生活能力量表。常用老年患者日常生活能力量表见表2-2-1。

表2-2-1　日常生活能力量表

| 评估项目 | 常用量表名称 | 量表英文缩写 |
|---|---|---|
| 基础性日常生活能力（BADL） | 巴氏指数（Barthel Index）<br>改良巴氏指数（Modified Barthel Index） | BI / MBI |
|  | 功能独立评估（Functional Independence Measure） | FIM |
|  | Katz指数（Katz Index of ADL） | KI |
| 工具性日常生活能力（IADL） | 工具性日常生活能力量表（Lawton and Brody Instrumental Activities of Daily Living Scale） | LB-IADL |
|  | 功能活动问卷（The Functional Activities Questionaire） | FAQ |
|  | 快速残疾评估量表（Rapid Disability Rating Scale） | RDRS |

巴氏量表（BI）是用于临床的自填或访谈式等级量表（见附录2-2-1），耗时2～10分钟，操作简单方便，具有良好的信度和效度，ACE单元用此量表评估BADL。FIM常用于卒中后遗症等患者的功能评定。KI条目与BI相似，评分更为简单。 BI和KI更适合快速筛查和评估。IADL的评估工具以LB-IADL评估量表使用最广泛，该量表是由Lawton提出，是专门针对老年人群设计的访谈式量表（见附录2-2-2），ACE单元用该量表评估IADL。

## 三、评估操作要点

ACE单元中的护士和康复治疗师是ADL评估的主要执行人。评估时要掌握以下操作要点：

1. 解释目的，取得配合

除非患者严重认知障碍，评估者要向患者及其了解情况的照护者（家人或雇佣照护者）说明评估的目的和意义，避免患者对评估有抵触情绪，导致评估结果不可靠。

2. 动态评估

日常生活能力在住院期间可能发生较快的变化，需要反复评估。责任护士在老年患者入院24小时内使用BI和IADL完成首次评估；常规评估每周一次；当患者病情变化、手术后或特殊治疗后需再评估；出院前2天需要评估。

3. 访谈和观察相结合进行评估

入院时评估患者梳头、穿衣、床椅转移和平地行走等活动时，评估者应要求患者完成这些动作，通过观察得出评分结果。

4. 收集 ADL 变化的相关信息

当住院老年患者的ADL或IADL出现受损或近期下降时，应询问其发生的时间、加重的过程、相关的健康情况，并询问其居家环境和社交状况，结合老年综合评估的结果，对导致ADL下降的原因或危险因素进行判定。这些信息对判断ADL下降的原因至关重要。

## 四、日常生活能力下降危险因素的识别和评估

住院老年患者均存在日常生活能力下降的风险。急性疾病状

态是肯定的危险因素。其他危险因素包括年龄、认知功能受损、疼痛、营养不良、抑郁、慢性疾病的负担、下肢功能受损、活动减少、视力障碍等。医源性的活动受限措施（包括使用心电监护仪、氧气管、尿管、其他引流管、静脉输液或使用静脉泵、使用约束器具）需要尽早停止。评估住院老年患者日常生活能力下降的危险因素，有助于ACE多学科团队成员进行针对性的早期干预，预防其功能受损或受损加重。这些危险因素的评估包含在ACE单元的老年综合评估中，具体方法见相应章节。在ACE多学科查房会上分享这些危险因素，是ACE会议应该有的氛围，当维护日常生活能力成为多学科团队共同的照护目标，这种分享就会转化为具体的行动来改善结局。

## 第二节　干预要点

多病因是所有老年综合征的共同特点。住院老年患者日常生活能力下降往往与多种因素有关。除了疾病本身的原因，治疗措施、家属的照护理念、病室环境等对住院老年患者日常生活能力下降都有不同程度影响。新近发表的系统评价纳入了7个随机对照试验，结果显示，基于老年综合评估的多学科干预可以显著减少出院时的失能率。预防住院老年患者日常生活能力下降，需要在积极处理急性疾病的同时，综合处理各种老年综合征。预防ACE单元老年患者日常生活能力下降的综合干预措施列于表2-2-2。

表 2-2-2 预防 ACE 单元老年患者日常生活能力下降的综合干预措施

| 针对的危险因素 | 对应的干预措施 |
| --- | --- |
| 认知功能受损 | 1.提供明亮的环境、时钟和挂历、钟表和日期的数字要求大号<br>2.每天介绍病室环境、医护人员<br>3.训练思维活动，如交谈、看电视等<br>4.鼓励亲朋好友陪伴患者<br>5.怀旧疗法如唱老歌、看老照片、回忆往事等 |
| 疼痛 | 1.减少治疗措施带来的疼痛，如减少不必要的注射给药和查血糖<br>2.采用非药物疗法如体位管理、物理疗法等<br>3.药物止痛 |
| 营养不良 | 1.评估进食能力，辅助进餐（提醒、帮助、喂食）<br>2.保证假牙正常<br>3.评估吞咽功能障碍并进行管理<br>4.临床营养师参与营养治疗<br>5.改善就餐环境，促进进食量增加（参见第一篇第三章第五节） |
| 抑郁 | 1.谈话疗法<br>2.认知行为疗法<br>3.鼓励亲属陪伴，鼓励患者参加集体活动，如在活动区进餐、看电视<br>4.使用抗抑郁药物 |
| 长期的疾病负担 | 1.治疗原发疾病<br>2.提供家庭和社会支持<br>3.给予人文关怀 |
| 活动减少 | 1.早期下床活动<br>2.减少限制活动的医嘱，如静脉输液、持续心电监护<br>3.为患者提供助行器、移动输液架等辅助用具<br>4.康复治疗师主导的行走训练<br>5.对于不能行走的患者，予坐位活动或床上康复训练 |

**续表**

| 针对的危险因素 | 对应的干预措施 |
| --- | --- |
| 足部疾病 | 1.每周一次检查足部有无异常<br>2.穿合适的鞋袜<br>3.治疗足癣、甲沟炎和其他足部疾病 |
| 视力障碍 | 1.提供老花眼镜并确保眼镜处于正常状态，提供放大镜<br>2.房间内光线充足<br>3.病房过道通畅，无杂物 |

及早下床活动是最为基本的干预措施。让住院老年患者每日上午、下午在病区内活动一次，每次活动至少15分钟。活动原则是安全、不过度劳累。根据老年患者自身情况调整活动方式，可以行走、坐轮椅、在病区走廊的沙发椅上阅读、看视频等。凡是离开病床的活动都应该鼓励和支持。

除上述针对危险因素的干预措施外，尤其需要注意的是，要避免给予老年人过度日常生活能力辅助或替代，以免加速其功能丢失。例如，为能够自行进餐的患者准备食物和餐具，不要求能够自行如厕的患者在床上或床旁解便，能够行走的患者白天卧床时间不应超过4小时等。过度辅助或替代不会促进患者康复，反而会加重ADL的丢失。

对于ADL已经下降的老年患者，多学科团队在处理原发疾病的同时，还需要针对性地进行物理治疗、作业治疗。物理治疗的目的是改善肌力和耐力，减少跌倒风险，为进行ADL提供基本的身体活动能力。作业治疗是针对日常生活活动的任务进行训练，例如，训练使用勺子，自己穿衣服，安全如厕等。

当本次住院的急性问题正在得到解决时，应及早开始进行出院计划。需评估日常生活能力是否恢复，出院前能够恢复到何种程度，家庭能够提供的照护条件，出院后需要的照护技术，需要的出院后照护资源。出院计划包括家属教育、照护技术指导或培训、提供长期照护资源信息或帮助联系照护资源。有时为达成安全出院，治疗的重点在住院后期会由急性疾病的治疗转向日常生活能力的改善。及早地康复治疗和出院计划，能够缩短或避免急性疾病处置结束后的住院日延长。

# 第三节　团队分工

## 一、老年科医生

1.积极处理原发疾病，尽可能缩短急性期的时间。

2.避免不必要的限制活动的医疗措施，以减少医源性活动受限及日常生活活动能力下降。对存在住院期间日常生活活动能力下降风险的高龄患者，权衡治疗措施的获益和对功能的影响。例如，输液治疗的时间、卧床休息的医嘱、持续吸氧的医嘱、保留导尿的医嘱等。

3.进行用药评估，合理用药，尽量减少用药种类，以减少药物不良反应。

4.及时有效处理疼痛。

## 二、护士

1.评估日常生活能力。

2.评估日常生活能力下降的危险因素。每日评估认知功能、是否抑郁、是否存在疼痛及疼痛的部位及程度、是否存在视听障碍、是否存在活动受限，尤其是医源性的活动受限（包括使用心电监护仪、氧气管、尿管、其他引流管、静脉输液或使用静脉泵、使用约束器具）。在ACE多学科查房会上分享评估结果，和医生讨论治疗方案的调整并达成共识。

3.帮助患者早期下床活动，减少卧床时间。

4.提供辅助器具（如移动输液架、助行器、老花眼镜、放大镜）、让患者参与或独立完成日常生活活动。

5.指导护工辅助老年患者完成力所能及的日常生活活动，避免过度辅助或替代。

6.指导患者及其家属掌握日常生活能力受损的正确照护方法。

## 三、康复治疗师

### （一）危险因素评估

1. 有无其他运动功能障碍，明确患者日常生活活动能力的下降是否由于运动功能障碍所引起。

2. 有无感知觉功能障碍，明确患者日常生活活动能力的下降是否由于感知觉功能障碍所引起。

3. 有无认知功能障碍，明确患者日常生活活动能力的下降是否由于认知功能障碍所引起。

4. 有无其他社会心理功能障碍，明确患者日常生活活动能力的下降是否由于社会心理功能障碍所引起。

5. 有无其他危险因素，生命体征是否稳定，有无跌倒的高危风险等，是否可以耐受大量的运动治疗。

6. 患者是否存在健康状况相关的运动限制，如上下肢静脉血栓急性期需要一定程度避免患者过度运动。

7. 出院前对家居环境以及辅助技术需求进行评估。

（二）干预

1. 根据患者的具体障碍及患者期望，进行相关的躯体功能训练：如运动训练、认知功能训练、有氧训练、物理因子训练等。

2. 根据患者的具体障碍及患者期望，进行相关的日常生活活动训练（作业治疗）：如穿衣训练、进食训练及家务训练等。

3. 根据患者的具体障碍及患者期望，定期进行环境辅助训练，有条件时可参与相关的家居环境改造，为出院后照护做准备。

4. 根据患者的具体障碍及患者期望，给予家属咨询与教育训练，以让家属明确照顾的方式及方法。

## 四、临床营养师

评估营养状况及营养风险，给予适当营养教育和干预，预防或治疗营养不良。

## 五、临床药师

协助医生进行用药评估，合理用药，减少药物不良反应。

## 六、社会工作者

1.根据多学科团队的评估结果，判断患者出院后需要的照护资源。

2.评估患者的家庭社会支持状况。

3.了解患者本人及患者家属、主要照护者的期望和主观需求。

4.和患者及家属讨论出院后照护的方案。

5.提供适当的照护资源信息，或帮助联系安排出院后照护资源。

（高浪丽　王任杰）

附录 2-2-1　巴氏指数

| 项目 | 分数　　　　　　　　内容 |
|------|------|
| 进食 | 10：自己在合理时间内（约10秒吃一口），可用筷子取食食物，若需用进食辅具时，可自行取用穿脱，不需协助<br>5：需协助取用穿脱进食辅具<br>0：无法自行取食或喂食时间过长 |
| 移位 | 15：可自行坐起，由床移位至椅子或轮椅不需协助，包括轮椅刹车及移开脚踏板，且无安全顾虑<br>10：在上述移位过程中需些微协助或提醒，或有安全顾虑<br>5：可自行坐起，但需别人协助才能移位至椅子<br>0：需别人协助才能坐起，或需两人帮忙方可移位 |
| 个人卫生 | 5：可自行刷牙、洗脸、洗手或梳头发<br>0：需别人协助 |
| 如厕 | 10：可自行上下马桶，不会弄脏衣裤并能穿好衣服；使用便盆者可自行清理便盆<br>5：需帮忙保持姿势的平衡，整理衣物或使用卫生纸；使用便盆者可自行取放便盆，但需依赖他人清理<br>0：需别人协助 |
| 洗澡 | 5：可自行完成（盆浴或淋浴）<br>0：需别人协助 |

**续表**

| 项目 | 分数　　　　　　　内容 |
|------|----------------------|
| 平地上走动 | 15：使用或不使用辅具皆可自行行走50 m以上<br>10：需稍微扶持才能行走50 m以上<br>5：虽无法行走但可独立操纵轮椅（包括转弯、进门及接近桌子、床沿）并可推行轮椅50 m以上<br>0：无法行走或推行轮椅50 m以上 |
| 上下楼梯 | 10：可自行上下楼梯（可抓扶手或用拐杖）<br>5：需稍微扶持或口头指导<br>0：无法上下楼梯 |
| 穿脱衣裤鞋袜 | 10：可自行穿脱衣裤鞋袜、必要时使用辅具<br>5：在别人帮忙下可自行完成一半以上动作<br>0：需别人完全协助 |
| 大便控制 | 10：没有失禁，必要时自行使用栓剂<br>5：偶尔会失禁（每周不超过一次），使用栓剂需别人协助<br>0：需别人协助大便事宜 |
| 小便控制 | 10：日夜皆不会失禁，或可自行使用并清理尿布或尿套<br>5：偶尔会失禁（每周不超过一次），使用尿布或尿套需别人协助<br>0：需别人协助小便事宜 |
| 总分 | ＿＿＿＿＿分 |
| 结果判断 | 0~20分　完全依赖<br>21~60分　严重依赖<br>61~90分　中度依赖<br>91~99分　轻度依赖<br>100分　完全独立 |

### 附录 2-2-2　工具性日常生活活动功能评估量表

| | 项　目 | 8分评分 |
|---|---|---|
| 购物 | 独立完成所有购物需求 | 1 |
| | 独立购买日常生活用品 | 0 |
| | 每一次上街购物都需要人陪伴 | 0 |
| | 完全不上街购物 | 0 |
| 家务 | 能做比较繁重的家务或需偶尔家务（如搬动沙发、擦地板、擦窗户） | 1 |
| | 能做比较简单的家务，如洗碗、铺床、叠被 | 1 |
| | 能做家务，但不能达到可被接受的整洁程度 | 1 |
| | 所有家务都需要别人协助 | 1 |
| | 完全不能做家务 | 0 |
| 理财 | 可独立处理财务 | 1 |
| | 可以处理日常的购物，但需要别人的协助与银行的往来或大宗买卖 | 1 |
| | 不能处理财务 | 0 |
| 食物储备 | 能独立计划、烹煮和摆设一顿适当的饭菜 | 1 |
| | 如果准备好一切的佐料，会做一顿适当的饭菜 | 0 |
| | 会将已做好的饭菜加热 | 0 |
| | 需要别人把饭菜做好、摆好 | 0 |
| 交通 | 能够自己搭乘大众交通工具或自己开车、骑车 | 1 |
| | 可搭计程车或大众交通工具 | 1 |
| | 能够自己搭计程车但不会搭乘大众交通工具 | 1 |
| | 当有人陪伴可搭乘计程车或大众交通工具 | 0 |
| | 完全不能出门 | 0 |

**续表**

| | 项　目 | 8分评分 |
|---|---|---|
| 使用电话 | 独立使用电话，含查电话簿、拨号等 | 1 |
| | 仅可拨熟悉的电话号码 | 1 |
| | 仅会接电话，不会拨电话 | 1 |
| | 完全不会使用电话或不使用 | 0 |
| 洗衣 | 自己清洗所有衣物 | 1 |
| | 只清洗小件衣物 | 1 |
| | 完全依赖他人洗衣服 | 0 |
| 服药 | 能自己负责在正确时间用正确的药物 | 1 |
| | 需要提醒或少许协助 | 0 |
| | 如果事先准备好服用的药物分量，可自行服用 | 0 |
| | 不能自己服药 | 0 |
| 总分 | 　　　分 | |
| 评价标准 | 8分　正常<br>6~7分　轻度依赖<br>3~5分　中度依赖<br>≤2分　严重依赖 | |

# 参考文献

［1］Mahoney FI，Barthel DW. FUNCTIONAL EVALUATION：THE BARTHEL INDEX［J］. Md State Med J，1965，14：61-65.

［2］Lawton MP，Brody EM. Assessment of older people：self-maintaining and instrumental activities of daily living［J］. Gerontologist. 1969，9（3）：179-186.

［3］Sager MA，Franke T，Inouye SK，et al. Functional outcomes of acute medical illness and hospitalization in older persons［J］. Arch Intern Med，1996，156（6）：645-652.

［4］董碧蓉. 新概念老年医学［M］. 北京：北京大学医学出版社，2015：200-213.

第三章
# 痴呆

　　痴呆（dementia）是一种以获得性认知功能损害为核心，并导致患者日常生活能力、学习能力、工作能力和社会交往能力明显减退的综合征。患者的认知功能损害涉及记忆、学习、定向、理解、判断、计算、语言、视空间功能、分析及解决问题等能力，在病程某一阶段常伴有精神、行为和人格异常。随着年龄增加，痴呆这种老年综合征的患病率显著增加。我国已经进入老龄化快速进展的阶段，医院内照护的老年患者伴有痴呆的越来越多，预计在未来的10年中，住院老年患者中的痴呆患病比例将持续升高，并成为老年人住院照护中不可忽略的重要问题之一。痴呆及非痴呆的认知障碍增加住院期间不良事件的风险、增加药物不良反应的风险、增加谵妄风险、增加跌倒风险，对痴呆这一老年综合征给予适宜的管理，和急性疾病治疗同样重要。

# 第一节　评估方法

痴呆的评估包括痴呆的筛查和诊断、痴呆患者功能状态评估和精神状态评估三方面。ACE单元对所有收治的患者常规询问痴呆或认知障碍的既有诊断，对没有诊断过认知障碍的患者常规进行痴呆的筛查。已有痴呆诊断或新诊断痴呆的患者，评估功能状况、精神行为状况、营养状况和家庭社会支持状况。功能评估和精神状态评估整合在ACE单元的老年综合评估中。

## 一、痴呆的筛查

ACE单元采用简便的评估量表来进行认知障碍的筛查。目前常用的认知功能筛查工具主要包括：简易精神状态检查（mini-mental state examination，MMSE）、蒙特利尔认知评估量表（Montreal cognitive assessment，MoCA），也可以采用其他公认的筛查量表，如SLUMS（Saint Louis University Mental Status Examination）。由于这两种筛查工具仍然费时较多，在以非认知症状为入院原因的ACE患者，更加简短且较为可靠的筛查工具可以选用mini-Cog和AD8。以下介绍常用筛查评估工具的特点。

1. 简易精神状态检查（MMSE）

MMSE由Folstein等于1975年编制，中文版量表由李格等于1989年引进并修订，是目前国内外应用最为广泛的早期认知功能障碍筛查量表，大量临床试验已证明其具有较好的信效度，且条目设置较简单、临床适用性强。内容涉及记忆力、定向力、注意力、语言能力、计算力和视空间能力，共6个维度30个条目，每个条目正确计1分，错误或不知道计0分，总分30分，分数越低，认知功能损害越严重。但其测量结果易受教育水平的影响，因此对痴呆的MMSE评定标准为：文盲≤17分；小学≤20分；初中≤22分；高中及以上≤24分。以上述切点，判定患者认知筛查结果为可能有痴呆综合征或没有痴呆。该量表具有较高的灵敏度和特异度（95.9%，96.4%）。但语言要求较高，仅适用于语言沟通功能正常者，且在方言患者中，易出现假阳性。MMSE量表见附录2-3-1。MMSE虽然原则上只是判断"可能痴呆"的筛查工具，但在临床实际操作中，已经被用作痴呆筛查、严重程度初略判定、病情进展的随访工具和药物治疗起始的指针。在认知障碍的长期随访中，2分及以上的MMSE分值变化具有临床意义。

2. 蒙特利尔认知评估量表（MoCA）

MoCA由Ziad S Nasreddine等编制，内容覆盖视空间能力、执行能力、命名、记忆、注意、语言流畅、抽象思维、延迟记忆、定向力方面的认知评估，共计30分。<26分为存在认知功能障碍（包括轻度认知功能障碍或痴呆），但评定结果无法区分患者属于轻度认知功能障碍或痴呆。研究显示其具有良好的内部一致性，Cronbach's α系数为0.818，灵敏度与特异度分别为100%，87%。且该量表在筛查早期痴呆、轻度认知功能障碍及帕金森痴呆、血管性痴呆等方面均优于MMSE。量表及评估要点见附录2-3-2。

3. 简易智力状态评估量表（Mini-Cog）

与MMSE及MoCA相比更为简洁，测量时间仅2～3分钟。量表包括两个测试部分：①记住3个不相关的词；②画钟试验（clock drawing test，CDT）。适用于对ACE单元所有无认知障碍诊断的患者的快速筛查。Mini-Cog评估量表见附录2-3-3。其中画钟试验也可单独作为一个快速筛查工具。

4. 记忆障碍自评量表（AD8）

AD8是美国华盛顿大学于2005年开发的八题访谈问卷，主要用于痴呆极早期筛查。由患者或其知情人提供信息。根据患者在以下八个方面是否出现改变来筛查痴呆：判断力、活动兴趣、重复做事或说话、学习使用简单工具或家电、处理个人财务、忘记约定、记忆或思考能力。这一筛查工具的最大优势在于可以向知情人询问，在急性疾病（例如谵妄、戴呼吸机）不能接受认知评估的ACE患者仍然可以了解基础的认知状况。AD8量表见附录2-3-4。

## 二、痴呆的诊断

痴呆的诊断分为三个步骤：①确认痴呆综合征；②痴呆的病因诊断；③痴呆的严重程度判定。痴呆的诊断需要病史、一般和神经系统体格检查、神经心理评估、实验室和影像学检查结果综合分析。

除量表筛查阳性之外，任何存在认知功能下降主诉或询问病史时存在可疑认知损害的患者均应进行详细的认知病史采集以帮助诊断。可疑认知损害的表现在AD8量表（见上文叙述）中得到了很好的总结。

病史采集的内容包括六大方面：①支持诊断标准的症状及症状的特点；②精神行为症状；③可能是痴呆潜在病因的疾病，包括心血管疾病、神经系统疾病等病史；④目前主要急性问题和其他慢性疾病；⑤全面的用药情况；⑥社会家庭支持情况。这些采集的内容，多数是ACE单元老年综合评估的常规内容。当痴呆不是本次入院的急性问题时，上述病史的采集可以在ACE照护期间分次逐步完善。

体格检查应遵从所有住院患者的查体规范。神经心理评估除上述筛查量表之外，必要时可以进行韦氏智力量表等更加细致的认知评估。神经心理评估在患者的认知病史损害和功能/行为损害不相符合时，能够提供更多的诊断依据。认知筛查"正常"而功能/行为异常的患者往往教育程度高，而认知筛查异常而功能/行为异常不明显的患者常常教育程度较低。然而韦氏智力量表非常耗时，对ACE单元的急性疾病衰弱老年人来说，通常不适用也不必需。只要能够收集到足够的认知领域损害的证据，不必进行烦冗的评估测试，或安排到非急性期再进行。

　　拟诊认知障碍患者应该进行的常规辅助检查包括：血常规、血糖、肝肾功、电解质（包括血钙、血磷），TSH，维生素$B_{12}$，头部CT或MRI。必要时检查梅毒血清学检查和HIV。头部CT的主要作用是排除可治疗性疾病导致的痴呆，而MRI是痴呆病因诊断和鉴别诊断的常规检查。

　　目前国际痴呆诊断标准主要有两个：世界卫生组织的《国际疾病分类》第10版（International Classification of Diseases，10th edition，ICD-10）和美国精神病学会的《精神疾病诊断与统计手册》第4版修订版（Diagnostic and Statistical Manual of Mental Disorders，4th edition，revised，DSM-IV-R）。以后者为例，诊断要点包括以下5项中至少存在3项，并影响了患者的日常生活能力。①存在认知功能下降或精神行为异常；②影响社会功能或日常生活能力；③排除意识障碍、谵妄或其他精神疾病等。其中认知功能或精神行为损害需要经过详细的病史采集或神经心理学评估以客观证实，且至少具备以下情况中的2项：①记忆与学习能力受损；②推理、判断及处理复杂任务等执行功能受损；③视空间能力受损；④语言功能受损；⑤人格、行为或举止改变。

　　当患者的痴呆诊断不能肯定或病因诊断不确定时，请神经内科会诊协助诊断。目前我国认定痴呆为神经内科疾病，需要神经内科专科医生给予首次诊断。

## 三、功能状态评估

痴呆患者的功能状况评估包括日常生活活动能力的评估（见第二篇第二章）、行走能力和跌倒风险（见第二篇第十章）。失禁是在痴呆患者中常见的基本ADL损害，需要特别关注。

## 四、精神行为状态评估

痴呆患者的精神状态评估包括抑郁、激惹和攻击行为、游荡、精神症状（如妄想、幻觉）、异常行为等。通过病史采集和精神检查完成。抑郁造成的认知评定量表得分低下，可以通过病史特点和情绪评估量表来鉴别。情绪评估方法见第二篇第五章。

## 五、营养评定和吞咽障碍评估

痴呆患者进食不规律、精神行为异常加大了消耗，晚期痴呆患者合并的吞咽障碍加重了进食的困难，诸多原因造成痴呆患者合并体重下降、营养不良、进食不足常见。痴呆患者常规需要进行营养评定和吞咽障碍的评估（见第一篇第三章第五节，第二篇第六章，第二篇第九章）。

# 第二节　干预要点

ACE单元中，以非精神症状为入院原因的痴呆患者的管理主要目标是：①预防谵妄；②预防痴呆精神行为异常的出现或加重；③维持患者认知功能和日常生活能力。

以谵妄或精神行为问题入院的痴呆患者，ACE单元的主要诊疗任务为：①明确精神行为问题的急性诱因并积极处理原发病；②控制精神行为异常；③维持认知功能和日常生活能力。

在处理急性疾病的同时，ACE单元多学科团队根据本次住院的老年综合评估、用药评估的结果，综合考虑患者及家人的期望、痴呆严重程度、预期健康状况变化趋势、药物治疗的益处与风险等，制定出院后痴呆的药物治疗方案和长期照护方案。痴呆的患者需要持续性的照护，ACE单元的照护只是短期的急性阶段。由于我国家庭医生和老年医学医生的缺乏，多数认知下降的老年患者在病情较轻的阶段未能得到诊断和治疗，在ACE单元处理好急性问题的同时，对认知状态进行评估和管理是极为重要的机会。

ACE单元对痴呆的干预内容包括以下方面。

1.治疗相关疾病，尤其是抑郁、帕金森、高血压等。处理合并的抑郁，对痴呆患者能带来巨大的益处。

2.维持认知状态和功能的非药物干预，包括积极维持适度运动、提供适合活动的病房环境和病区环境、营养干预、友善的人际沟通等。

3.用适当的药物处理认知障碍和精神行为异常。

4.避免使用影响认知功能的药物，例如抗胆碱能药物。

5.患者和家属教育，使患者和家属有更多的痴呆相关的知识，对患者长期照护有益。

6.提供长期照护资源的信息。

以下分别叙述针对痴呆和精神行为异常的药物和非药物干预措施。

## 一、抗痴呆药物治疗

抗痴呆药物对认知功能的改善作用仍然存在争议，研制出延缓或逆转痴呆进展的药物一直是世界难题。70%以上痴呆是由于阿尔茨海默病（Alzheimer disease，AD）造成，因此在本章节中提到的抗痴呆治疗主要是针对AD的治疗。其他类型痴呆，包括路易体痴呆、额颞叶痴呆、帕金森痴呆、血管性痴呆等的药物治疗见相关专著或指南。我国常见抗痴呆药物的适应证和用法见表2-3-1。

表 2-3-1　常见抗痴呆药物的适应症和用法

| 疾病 | 指南推荐药物及有效治疗剂量 |
| --- | --- |
| 轻中度AD | 多奈哌齐 10 mg，qd<br>重酒石酸卡巴拉汀6 mg，bid<br>有明显消化道副反应的患者可使用利斯的明透皮贴剂9.5 mg外贴 qd |
| 中重度AD | 美金刚 20 mg qd<br>美金刚＋胆碱酯酶抑制剂（对出现明显精神行为症状的患者推荐联合用药） |
| AD、VaD | 银杏叶提取制剂可能对认知功能、精神行为症状有改善作用（中国指南推荐） |

　　AD：阿尔茨海默病；VaD：血管性痴呆。

## 二、认知障碍的非药物干预

在ACE单元中，对患者的认知障碍的非药物干预贯穿于ACE单元照护的始终。它是预防谵妄和新出现的痴呆精神行为异常的必要措施之一，有时是保证患者对急性问题处理的措施依从性的关键。非药物干预的具体措施如下。

1.规律日间活动，日间足够的光照。

2.去除让痴呆患者感到不安的事物。

3.及时响应患者需求，与患者交流时身体与患者在同一水平、保持目光交流，并有一定的距离和空间。

4.不要反对患者的意见，即使他的意见"不正确"。

5.以正常的语调缓慢而平静地说话。患者可能听不懂所说的内容，但可能会感受到说话的语气语调，并对此作出回应。

6.避免指责、责骂或威胁。

7.提供让患者感到愉快舒适的活动或食物。

8.如果是照护者的原因导致症状，请该照护者离开房间一段时间。

9.避免引发激越反应的行为。

10.熏香疗法（必要时可选用）。

11.音乐疗法（必要时可选用）。

12.按摩治疗（必要时可选用）。

## 三、痴呆精神行为症状的治疗

住院痴呆患者常见坐立不安、激越、幻觉、妄想、思维紊乱等精神症状。这些症状可能在急性期之前已经存在，住院后可能更重；也可能住院前并没有发生过。这些症状可能是谵妄，也可能就是痴呆的精神行为症状。痴呆和谵妄的鉴别要点见表2-3-2。

表 2-3-2　痴呆精神行为症状和谵妄的鉴别

| 痴呆 | 谵妄 |
| --- | --- |
| 和患者基线活动水平比较，无明显精神行为变化 | 明显精神行为变化（活动亢进或活动抑制，嗜睡或易激惹） |
| 无意识水平变化 | 有意识水平变化 |
| 注意力持续时间无变化 | 注意力维持时间短暂 |
| 找词困难或失语（多发梗死性痴呆） | 语无伦次 |
| 幻觉少见，Lewy痴呆晚期可能出现幻觉 | 常见幻觉（通常为幻视）和错觉 |
| 可能影响睡眠，但睡眠 – 觉醒周期通常很少受影响 | 睡眠 – 觉醒周期紊乱 |
| CAM筛查测试为阴性 | CAM筛查测试为阳性 |
| 症状通常为逐渐起病，在数年内进行性加重 | 在短时间内出现症状，持续数天到数周 |
| 一天内症状可能有所不同，但波动变化不是主要表现 | 症状和体征具有显著波动性 |
| 与是否存在急性疾病无关 | 通常能找到急性疾病和（或）药物副作用等危险因素 |

谵妄和痴呆精神行为症状主要鉴别点：①谵妄的认知水平在短时间内是波动的，而痴呆精神行为症状患者的认知水平是持续受损的；②谵妄患者注意力难以维持，而大部分痴呆精神行为症状患者注意力不受损。在临床工作中两者有时难以鉴别，尤其是痴呆患者在急性期合并存在谵妄的危险因素时。推荐使用CAM量表鉴别痴呆合并谵妄与痴呆精神行为症状。当两者难以鉴别时，应当将谵妄的非药物干预作为首选的处理原则。具体措施见第二篇第四章。

痴呆相关精神行为症状干预措施包括处理诱因、非药物干预和药物干预三方面。

1. 寻找导致精神行为症状出现的诱因并进行干预

常见诱因和干预措施要点见表2-3-3。

表 2-3-3　痴呆精神行为症状出现的诱因及干预措施

| 诱因 | 干预措施 |
| --- | --- |
| 药物不良反应 | 进行用药评估（见第二篇第七章、第八章），避免/减少相关药物的使用。尤其警惕新加用药物的不良反应。常见高危药品包括，抗胆碱药物（治疗失眠、尿失禁等）；苯二氮䓬类或其他镇静药物；抗生素（碳青霉烯类、喹诺酮类）；阿片类药物；$H_2$受体拮抗剂等 |
| 疼痛 | 采用VAS评分或者晚期痴呆患者疼痛评分评疼痛程度，采用非药物及药物治疗控制疼痛 |
| 便秘 | 增加膳食纤维，使用通便药物 |
| 睡眠障碍 | 尽量保持睡眠-觉醒节律，增加白天光照和体力活动<br>尝试使用褪黑素<br>治疗夜间不适症状 |
| 不恰当的照护方式 | 进行照护者教育，避免粗暴的言语、避免批评责骂患者，尽量避免更换熟悉的照护者 |
| 生活环境改变 | 营造患者熟悉的环境，例如提供患者熟悉的日常用品，鼓励熟悉的照护者或家人陪伴 |
| 听力或视力下降 | 佩戴眼镜、助听器 |
| 抑郁 | 改善抑郁的非药物干预及抗抑郁药物治疗（见第二篇第五章） |
| 内环境紊乱 | 纠正低氧血症、电解质紊乱、酸碱失衡 |
| 感染 | 抗感染治疗 |

**2. 非药物干预**

非药物干预在发生谵妄或痴呆精神行为症状后仍然是必要且适用的措施。痴呆精神行为症状的干预方案和谵妄相同，见第二篇第四章。

**3. 痴呆精神行为症状的药物治疗**

（1）非典型抗精神病药物：经过去除诱因，非药物干预后仍难控制症状或者在严重激越症状的早期或者存在严重幻觉妄想的患者，可以使用非典型抗精神病药物。由于非典型抗精神病药物增加死亡率，美国FDA黑框警告不允许在痴呆患者中使用这一类药物。我国并无相关禁令，但使用时必需向患者监护人交代使用利弊和风险，并签署医疗文书。

常用药物及剂量举例如下。奥氮平，从2.5 mg qn起始，最大剂量为5 mg bid；利培酮：从0.25 mg qn起始，最大剂量为1 mg/d；喹硫平：从25 mg qn起始，最大剂量75 mg bid。

对于对治疗有反应但既往没有复发病史的患者，在开始治疗后的四个月内尝试逐渐减量并停用抗精神病药物。如有停药后复发的历史，建议以控制症状最小剂量维持。

（2）抗抑郁药物：5-羟色胺的缺乏可能是痴呆患者出现精神行为症状的原因之一。目前临床研究显示部分抗抑郁药物，尤其是5-羟色胺再摄取抑制剂（SSRIs），对控制精神行为症状有效，能减少抗精神病药物的使用。

首选SSRIs，尤其是西酞普兰（从2.5 mg qd 起始，最大剂量10~20 mg/d）。其次可以选择曲唑酮，尤其适合合并睡眠障碍的痴呆患者，从25 mg qn开始，最大剂量100~150 mg qn。使用SSRI需注意，SSRI不能用于QT间期延长、低钾血症、低镁血症、活动性心脏病患者。突然停药可能会导致患者抑郁情绪增加。

SSRIs起效较慢，有时会联合使用喹硫平。

（3）其他有希望的药物：小部分研究显示右美沙芬–奎尼丁（20 mg/10 mg）复合制剂可以改善难治性精神症状和激越，但目前未在中国市场上市。

# 第三节　团队分工

## 一、老年科医生

1.评估基线认知状况。

2.鉴别痴呆和谵妄、识别抑郁。

3.判定精神行为症状出现或加重的诱因。

4.作出痴呆的诊断和病因诊断，必要时请神经内科专科会诊协助诊断。

5.根据患者认知功能水平、痴呆综合征的病因诊断及各种药物的获批准适应证用不同抗痴呆药物。

6.对于突发认知水平变化或者精神状态改变的患者，积极处理诱因，安排必要的实验室检查（血常规、生化、血气分析等）和影像学检查，并制定干预措施。

7.安排转诊：必要时应请神经内科及精神科等专科会诊协助鉴别诊断与治疗处理。

8.患者及家属教育，帮助患者和家人了解更多的痴呆相关知识。

9.必要时组织家庭会议，讨论患者的照护目标，帮助家属达成照护目标的一致。

## 二、护士

1.观察评估导致精神行为症状的诱因或危险因素，包括疼痛、听力和视力障碍、睡眠障碍、便秘、抑郁状态等。

2.识别和评估合并存在的谵妄。

3.评估是否存在生活事件打击或家庭照护问题，通过护理观察，与患者及照护者沟通发现线索并针对性询问以获得信息。

4.监测患者认知状态和精神症状变化，包括异常行为、意识清醒程度及波动性、注意力。在ACE会议上分享评估结果。

5.进行吞咽障碍的筛查。

6.实施认知障碍的非药物干预。

7.进行患者教育和家属教育，对家属给予照护技巧的培训。

8.指导护工的照护行为。

9.及时通过ACE会议等方式反馈观察到的患者的状况，以便多学科团队调整照护方案。

10.配合医生进行药物治疗，和康复治疗师一起维持患者的适度活动，和临床营养师一起进行营养管理。

## 三、康复治疗师

1.认知功能评估，判断出认知受损程度和具体问题，作为制定相应的康复训练计划和目标的依据。在急性疾病治疗的短暂住院日中，酌情安排认知功能训练，尽可能整合到患者的日常活动和主要疾病治疗中。

2.躯体功能评估，并结合ACE多学科老年综合评估的信息，判断躯体功能急性下降的原因。在急性疾病处理的同时，给予与患者认知状态相适应和能接受的康复治疗，达到维持躯体功能的目的。治疗的重点在维持行走能力，降低跌倒风险的训练，或帮助进行行走辅具使用。

3.言语功能评估，并针对言语障碍进行言语功能训练，或使用辅具改善患者的沟通交流能力。

4.吞咽功能评估，结合吞咽障碍的病情和患者的配合度尝试给予吞咽障碍的康复治疗方案。对吞咽障碍的替代治疗方案提出建议。

5.针对性训练患者日常生活能力。

6.给予患者和家属增加患者社会交往、休息娱乐等活动参与的建议及指导。

7.向家属提供居住环境改造和辅具使用的建议。

## 四、临床营养师

1.评估进食量异常，是否存在进食量减少或过度进食；是否存在味觉改变；是否存在吞咽障碍。

2.检查是否存在体重下降、压疮。

3.是否存在营养不良、肌肉减少症。

4.结合ACE多学科团队分享的信息，判断患者营养问题的原因，例如，认知障碍无法表达进食需求或忘记进食，味觉改变影响食欲，吞咽障碍、痴呆晚期消化能力减退等。

5.根据患者口味需求，制定膳食菜单，并尽可能地满足能量、蛋白质供应。

6.指导照护者给患者提供零食、加餐、陪伴进餐、适时饮水，以促进自主进食量的增加。

7.对轻度和中度痴呆存在营养不良或营养风险的老年患者，尝试经口营养补充剂，提供足够的能量和营养素供给。

8.对于存在吞咽障碍的患者，和护士、康复治疗师一起评估患者吞咽障碍等级，予以家属相应风险教育及饮食指导。存在严重吞咽问题，在患者和家属知情同意后尝试管饲。负责制定管饲的流质饮食配方和制定管饲的实施方案（餐次、喂养量、喂养速度等）。

9.根据本次住院主要矛盾的治疗需要和肠内营养状况，必要时酌情短期给予肠外营养。

## 五、临床药师

1.用药史的采集。从家人或者照顾者处获得入院前的基础状况。还要包括精神状况异常的发病时间和病程（急性还是缓慢起病）；精神药物的使用；酒精使用。

2.和医生一起完成用药评估，考虑痴呆这一慢性重大疾病对预期寿命的影响，充分理解患者与家属的期望，对多药共用进行梳理和优化。

3.检查用药清单，对易导致精神行为症状的药物，评估利弊，给医生提供合理用药建议。

4.每天检查患者的药物清单，与医生、护士合作，评估有无潜在或已经出现的药物副作用，并且做出推荐意见，推荐意见包括药物剂量调整、停药或者选用其他替代药。

## 六、社会工作者

1.根据多学科团队的评估结果，判断患者出院后需要的照护资源。

2.评估患者的家庭社会支持状况。

3.了解患者本人及患者家属、主要照护者的期望和主观需求。

4.和患者及家属讨论出院后照护的方案。

5.提供适当的照护资源信息，或帮助联系安排出院后照护资源。

（李　颖　杨　雪）

### 附录 2-3-1　简易精神状态检查（MMSE）及评估要点

| 测试项目 | 评估要点 |
| --- | --- |
| 定向力（10分） | 对1项得1分 |
| 现在是星期几？几号？几月？什么季节？哪一年？ | |
| 我们现在在哪里：省？市？医院？科室？第几层楼？ | |
| 记忆力（3分） | 三个东西相互无关，1个东西说完后停顿1秒，测试者说完一遍，要求测试者重复，得分为第一次重复的答案。对1个得1分。可以多次重复（不超过5次）以记忆，超过5次，仍没记住，则回忆部分为0分 |
| 记住并重复叙述三样东西：如皮球、国旗、树木 | |
| 注意力与计算力（5分） | 答对1个得1分，即使前一个是错的 |
| 100-7，依次减5次：93 86 79 72 65 | |
| 回忆能力（3分） | 测试者不再提示，重复对1个得1分 |
| 重复之前记忆的三样东西：皮球、国旗、树木 | |
| 语言能力（8分） | 测试前，提醒被测试者集中注意力，只说一遍，只有正确、清楚的咬字才计1分 |
| 复述能力：重复说一句话：四十四只石狮子 | |
| 命名能力：（拿出钢笔）这个东西叫什么？ | 可以是随手可得的任何东西 |
| （拿出手表）这个东西叫什么？ | |
| 三步命令：右手拿纸-两手对折-放在大腿上 | 给被测试者一张空白纸，要求按你的命令做，不可重复或示范 |

**续表**

| 测试项目 | 评估要点 |
|---|---|
| 阅读能力：读"闭上您的眼睛"，并照做 | 被测试者必须读出，并闭上了眼睛才能得分 |
| 书写能力：写出一个完整的句子 | 句子必须含有主谓宾，有意义，但不能给予提示 |
| 视空间能力（1分）<br>在白纸上画两个交叉的五边形 | 示范一遍，必须有5个清楚的角和边且交叉处形成四边形才能得分 |

结果判读：根据不同受教育程度，可能痴呆的判定切点：文盲 ≤ 17 分；小学 ≤ 20 分；初中 ≤ 22 分；高中及以上 ≤ 24 分。

### 附录 2-3-2　蒙特利尔认知评估量表（MoCA）

| 测试条目 | 评估要点 |
|---|---|
| 视空间与执行能力（5分）<br>交替连线测验<br>画立方体<br>画钟试验 | 连线：根据标准指导语向患者解释测验方式，当患者完全按照"1-甲-2-乙-3-丙"的顺序连接没有任何交叉时给予1分，出现任何错误没有立刻纠正，给0分<br>立方体：图形为三维结构、线条无缺少无多余、相对的边基本平行、长度基本一致，违反任何一条均为0分<br>画钟试验：轮廓（1分），必须是个圆，可以没有闭合；数字（1分），12个数字无缺少、多余、顺序无错误；指针（1分）：必须有2个指针，时间正确，时针短于分针，指针中心交点在表内且接近时钟中心，违反任何一条，均为0分 |
| 命名（3分）<br>图片：狮子 犀牛 骆驼<br>或单峰骆驼 | 对1个得1分 |
| 记忆（0分）<br>面孔 天鹅绒 教堂 菊花 红色 | 开始之前，提醒患者集中注意力，1秒读1个词，读完1遍，请患者重复，顺序不限，再读第2遍，提醒患者记忆，将在测试结束时回忆并计分 |
| 注意（6分）<br>顺背、倒背<br>警觉性：读到1拍手<br>计算：连续减7，连减5次 | 均以每秒1个数字的速度读出5个数字，复述准确，每一个数列分别给1分<br>以每秒1个数字的速度读数字串，患者完全正确或仅一次错误计1分<br>全部错误记0分，一个正确给1分，2～3个正确给2分，4～5个正确给3分 |

**续表**

| 测试条目 | 评估要点 |
|---|---|
| 语言（3分）<br>句子复述：两句话<br>词语流畅性 | 复述：复述必须准确，无省略、替换或增加等，1句话得1分<br>流畅性：患者在1分钟内说出的动物≥11个计1分，神话动物也算正确 |
| 抽象（2分）<br>　火车–自行车（　）手表–尺子（　） | 让患者解释每一对词语在什么方面相类似，或者说他们有什么共性，回答之前测试者先进行举例说明，对一组得1分，当回答火车–自行车都有轮子，不得分，手表和尺子都有数字，不得分 |
| 回忆（5分）<br>回忆之前记忆的5个词 | 不可提示，对1个计1分 |
| 定向（6分）<br>日 月 年 星期 地点 城市 | 对1个得1分，回答必须精确，如医院、诊所或办公室的名称，日期多一天或少一天，均不计分 |

教育程度分值校正：如果受教育年限低于12年，总分+1。

结果判读：<26分为存在认知功能障碍（包括轻度认知功能障碍或痴呆）。

### 附录2-3-3　简易智力状态评估量表（Mini-Cog）

第一步：让患者仔细听三个互不相干的词（例如，苹果、公交车、衬衣），并嘱其重复这三个词。评估者可以重复教授患者3次这些词，使其能重复并记住

第二步：让患者在下面的圆圈内画一个钟面，要求标记出钟面的数字，然后让患者画出指针，显示11：10

第三步：让患者复述前面教授给他的三个词语

计分方法：每答对1个单词得1分，画钟试验正确为2分，错误为0分。画钟试验的数字标注正确且指针显示时间正确方可判为正确，指针的长短不是评判依据

**续表**

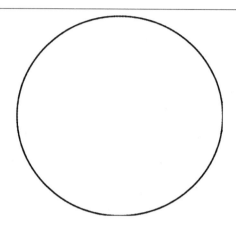

结果判断：0~2分判定为痴呆筛查阳性，3~5分判定为痴呆筛查阴性

### 附录2-3-4　记忆障碍自评量表（AD8）

| 测试问题 | 阳性标准 |
|---|---|
| 判断力是否出现了障碍？ | 是，有改变，如做决定困难、错误的财务决定、思考障碍等 |
| 是否不爱活动或对事情不感兴趣？ | 是，兴趣减退、爱好改变、活动减少 |
| 是否不断重复同一件事？ | 是，总是问相同的问题，重复同一句话，讲同一个故事 |
| 学习新东西使用方法时，是否有困难？ | 是，比如微波炉、遥控器、电脑等 |
| 是否记不清当前的日期？ | 是，记不清月份和年份 |
| 处理复杂的个人事情时，是否存在困难？ | 是，忘了如何交水、电、气费，如何对账等 |
| 是否记不住和别人的约定？ | 是，忘记约定 |
| 是否日常记忆和思考能力出现问题？ | 是，记忆减退 |

当回答"是，有改变"时，计1分，总分8分。

评估结果：0~1分，提示正常；≥2分，可能存在认知损害。

# 参考文献

［1］陈晓春，张杰文，贾建平，等 . 2018 中国痴呆与认知障碍诊治指南（一）：痴呆及其分类诊断标准［J］. 中华医学杂志，2018（13）：965-970.

［2］郭起浩，周爱红 . 2018 中国痴呆与认知障碍诊治指南（三）：痴呆的认知和功能评估［J］. 中华医学杂志，2018（15）：1125-1129.

［3］Gitlin LN, Kales HC, Lyketsos CG. Nonpharmacologic management of behavioral symptoms in dementia［J］. JAMA，2012（19）：2020-2029.

［4］Gitlin LN，Winter L，Dennis MP，et al. Targeting and Managing Behavioral Symptoms in Individuals with Dementia：A Randomized Trial of a Nonpharmacological Intervention［J］. J Am Geriatr Soc，2010（8）：1465-1474.

# 第四章
# 谵妄

谵妄（delirium）是一种急性脑功能下降，即急性精神错乱状态，伴认知功能改变和意识障碍的老年综合征。美国精神病学会的《精神障碍诊断与统计手册第5版》（*Diagnostic and Statistical Manual*，*5th edition*，*DSM-5*）列出谵妄的5个关键特征：① 注意力障碍（指向、集中、维持或转移注意力的能力下降）和意识障碍。②短时间内出现障碍（通常数小时至数日），与基线状态明显不同，有在一天的时间中波动变化的趋势。③伴其他认知功能障碍（记忆缺陷、定向障碍、语言障碍、视觉空间能力障碍或知觉障碍）。④这些障碍无法用已有的、正在进展的或已确定的神经认知障碍进行解释，而且不是在昏迷等觉醒水平严重下降的情况下发生。⑤从病史、体格检查或实验室检查中能找到证据显示，这种障碍是由躯体疾病、物质中毒或戒断、药物的副作用导致的。

美国的数据显示，老年患者入院时谵妄的患病率13%，而住院期间谵妄的发病率高达33%。谵妄尤其多见于骨科、ICU和老年科。谵妄与负性临床结局密切相关，包括住院日延长、再入院率和死亡率增加，失能增加而入住养老机构增加等。谵妄也是认知功能下降的危险因素。谵妄是需要临床紧急处理的综合征。然而，由于症状持续时间短、波动性大、临床表现不特异等特点，以及临床工作者对其认知率较低，谵妄的漏诊和误诊误治都非常高。谵妄如能被及时发现和治疗，可以大大降低病人的死亡率和住院时间，改善预后，减少认知功能的损害和生活质量的下降。谵妄是老年患者收治入ACE单元的首要适应证。

# 第一节　评估方法

谵妄的评估包括谵妄危险因素评估、诊断筛查和病因评估三部分。

## 一、谵妄危险因素评估

所有收治入ACE单元的老年患者都应评估谵妄的危险因素。根据患者存在的危险因素可以判定患者出现谵妄的风险。危险因素评估即风险评估，帮助ACE团队及时采取科学措施预防谵妄发生。谵妄的危险因素涉及多种老年综合征，具体评估内容包括：认知功能、抑郁、日常生活能力、视力、听力、营养状态、慢性疼痛、睡眠、用药情况的评估。实际操作中，加入ACE单元的患者需2天内完成常规的老年综合评估，其中包含谵妄危险因素的评估。老年科医生和ACE团队需根据评估结果，尽早发现谵妄的危险因素，并给予干预，从而达到预防谵妄、降低谵妄发病率或缩短谵妄发病时间的目的。表2-4-1列出了谵妄的常见危险因素及评估方法。

**表 2-4-1 谵妄的常见危险因素及评估方法**

| 谵妄的危险因素 | 评估方法 |
| --- | --- |
| 认知功能 | 病史、Mini-Cog、AD8、SPMSQ（见第二篇第三章） |
| 抑郁 | GDS-15、PHQ-9（见第二篇第五章） |
| 日常生活能力 | ADLs或IADLs |
| 视力 | 视力筛查工具卡 |
| 听力 | 耳语检测 |
| 营养状态 | MNA-SF或NRS 2002 |
| 慢性疼痛 | VAS量表（附录2-4-2） |
| 睡眠 | 睡眠状况自评量表（SRSS）（附录2-4-3） |
| 用药情况 | （1）药物种类<br>（2）是否使用高风险药物 |

注：Mini-Cog：简易认知评分；AD8：记忆障碍自评量表；SPMSQ：简明便携式智力状态问卷；GDS-15：简版老年抑郁量表；PHQ-9：患者健康问卷；ADLs：日常生活活动能力；IADLs：工具性日常生活能力量表；MNA-SF：简版微型营养评定法；NRS 2002：营养风险筛查；VAS：视觉模拟评分法。

## 二、谵妄的诊断及筛查

谵妄的诊断标准复杂（如上述DSM-5标准）。理想情况下，需要由有经验的专科医生（如老年科、神经内科、精神科医生）通过床旁详细的神经精神评估了解患者的精神状况，并且通过询问家属以及相关医护人员了解患者病情的变化和波动情况才能精确评估。这导致谵妄的金标准诊断方法可行性很低，不能适应临床快速诊断和处理的需要。而一些公认成熟的筛查量表，在实践中，几乎已经替代了金标准的作用。最经典和使用最广泛的筛查工具是意识模糊评估法（CAM）（附录2-4-1），20多年来大量研究确认了其高度的准确性和适用性。CAM量表是一种观察性量表，基于调查者的调查前、中、后的临床观察和询问患者得出。从接触患者开始，调查者就要通过观察患者的表情和神态了解患者的意识状态。CAM针对谵妄的4个特征分别测量了4个问题条目：①急性起病或精神状态的波动性改变；②注意力集中困难；③思维混乱；④意识状态改变。诊断要求必须满足①和②这2条，且至少满足③或④中的1条或2条。该量表具有较高的敏感性（94%～100%）和特异性（90%～95%）。

意识状态的评估方法可以采用mRASS量表（附录2-4-4）。通过简单的交谈，观察患者的反应，来给予意识状态的评分。对谵妄或怀疑谵妄的患者反复多次进行mRASS评分可以客观地得出意识状态的波动性。其中，对注意力的客观测试的方法可以采用以下任意一种。①数字广度测验：顺背或者倒背数字，正背5个或者倒背4个为正常；②星期倒数或者月份倒数：该方法受教育、记忆力、听力等影响小，倒数星期天到星期一，12月到1月，倒背完整为正常；③连续执行任务：在清单中听到特定的字母或数字时举手，能正确完成为正常；④出示5幅图，请患者记住，然后在10幅图片中找出这5幅图，完全正确为正常；⑤100减7连续计算，要求计算能力、记忆力、注意力，完成计算正确为正常。

## 三、病因评估

病因判断对治疗非常重要。有学者认为谵妄是大脑广泛的氧合代谢及神经传导功能紊乱导致的非特异性神经精神异常表现。这一病理生理机制在多种情况下都能够发生。虽然单一原因可以导致谵妄，例如，代谢性脑病，但对大多数谵妄老年人来说，往往同时存在多种潜在疾病或危险因素，难以区分哪个是主要因素或导致谵妄发生的诱因，或者某一因素的存在并不总是引起谵妄。和多数老年综合征一样，谵妄的病因是多因素的。用多病因解释老年综合征或问题，是老年医学临床思维的一个原则。"一元论"的诊断思维方式对老年综合征往往不适用。谵妄的"病因"分为易患因素和诱因。易患因素是患者固有的危险因素，而诱因是急性疾病、代谢混乱、医源性因素、应激、感官剥夺等触发因素。表2-4-1列举的危险因素，也是从入院开始就能进行干预的易患因素，除上述因素外，人口学特征（男性，＞65岁）和合并疾病躯体疾病（多病共存、慢性肝肾疾病、卒中病史、神经系统疾病、骨折或创伤、终末期疾病、感染HIV）也是谵妄的易患因素。有时谵妄是急性疾病或慢性疾病急性加重的首发表现，需要详尽地采集病史，仔细查体，完善相关的辅助检查，以尽快诊断并进行针对病因的特异性治疗才能逆转病情。这也是需要及时鉴别谵妄和其他精神障碍（例如痴呆的精神行为症状）的重要原因。

　　最常见的谵妄的诱发可分为三类：

　　1.代谢性脑病：感染（脓毒症、泌尿道、呼吸道、皮肤和软组织感染）；器官衰竭（尿毒症、肝衰竭、呼吸衰竭）；液体和电解质紊乱（脱水、低钠血症/高钠血症、低钙血症/高钙血症）等。

　　2.药物中毒，常见药物如地高辛或锂剂。

　　3.酒精和镇静剂戒断。

# 第二节  干预要点

循证指南推荐谵妄的治疗策略包括三大要点：①积极纠正危险因素；②针对急性基础疾病进行特异性治疗；③管理谵妄患者的症状。在谵妄的干预中，特别需要多学科干预，照护团队和家属共同参与治疗。

## 一、谵妄危险因素的干预

表 2-4-2　谵妄的危险因素干预

| 针对的危险因素 | 对应的干预措施 |
| --- | --- |
| 认知功能和定向 | ①明亮的环境，提供大号数字的时钟和挂历；②介绍环境和人员；③鼓励患者进行益智活动；④鼓励患者的亲属和朋友探访 |
| 脱水和便秘 | ①鼓励患者多饮水，必要时考虑静脉输液；②如患者需要限制入量，考虑专科的意见并保持出入量平衡；③鼓励进食高纤维素食物，定时排便 |
| 低氧血症 | ①及时发现低氧血症；②通过治疗，保持氧饱和度>90% |
| 活动受限 | ①鼓励术后尽早下床活动；②不能行走的患者，鼓励被动运动；③尽早介入康复治疗 |
| 感染 | ①及时寻找和治疗感染；②避免不必要的插管（例如尿管等）；③严格执行院内感染控制措施 |
| 多重用药 | ①在临床药师的参与下，评估药物；②减少患者用药种类；③避免可能引起谵妄症状加重的药物 |

**续表**

| 针对的危险因素 | 对应的干预措施 |
| --- | --- |
| 疼痛 | ①正确评估患者疼痛水平，对不能言语沟通的患者使用身体特征、表情等进行评估；②对任何怀疑有疼痛的患者都要控制疼痛，避免治疗不足或者过度治疗 |
| 营养不良 | ①在营养师的参与下进行营养不良的治疗；②保证患者的假牙正常 |
| 听力和视觉障碍 | ①解决可逆的听觉和视觉障碍；②鼓励患者使用助听器或者老花镜 |
| 睡眠障碍 | ①尽量避免夜间医疗护理活动；②调整给药时间，避免夜间服药或药物效应影响睡眠，例如晚上利尿、使用糖皮质激素等；③减少睡眠噪音和其他影响睡眠舒适度的因素 |

## 二、急性疾病的治疗

尽快纠正疾病导致的内稳态失调，是谵妄得到控制的基本措施。谵妄的病因见第一节，病因治疗参考相关专著。基础疾病导致的谵妄，如病因不能去除，谵妄症状可能持续时间较长。

## 三、谵妄的症状管理

谵妄患者的症状有时会影响患者的治疗。除了激越状态，急性的脑功能下降导致的沟通障碍、拒绝治疗或进食、不安全的行走或活动甚至攻击行为，都给患者的治疗带来障碍。

谵妄症状需要进行症状管理。非药物治疗是基本治疗方案和优先方案。仅仅当患者的激越行为危害自身安全且非药物治疗无效时，才考虑谨慎使用抗精神病药物。

轻度精神错乱和激越行为可能对人际关系和环境调整有反应。频繁安慰、触摸及言语上引导患者可以减少患者破坏性行为；应优选家属或其他熟悉的人来进行这类活动，专业的看护者也可以。对于患者的妄想和幻觉既不能赞同也不能质疑。物理约束应当仅作为最后手段使用，有研究显示物理约束可增加患者出现持续性谵妄的风险。约束的替代措施如持续观察（最好由患者熟悉的人如家属进行）会更有效。持续的观察指的是在保证患者安全的情况下，允许患者的活动而不加约束，在可能出现不安全行为时，通过转移注意力等技巧制止患者的不安全行为。

具体非药物干预措施，如：

1. 提供熟悉、舒适和安静的病室环境

●减少打扰次数，减少不必要的刺激声音；

●提供定向帮助（挂时钟、日历）；

●可播放舒缓的音乐；

●夜间打开夜灯，避免夜间护理和治疗；

●不要随意变换病房或床位。

2. 建立融洽、熟悉的人际关系

●照护者向患者介绍自己，用镇定、愉快、舒缓的语气与患者交流，音量适中，避免语速过快；

●保持经常的眼神交流和安抚性的接触；

●容忍患者的行为及语言，不反驳不认同；

●禁止与患者争吵；

●避免多人同时与患者进行交谈；

●工作人员尽量固定，以减少陌生人带来的不安全感；

●告知患者及家属检查治疗计划，挂小白板列出日程表，以增强安全感；

- 给予简单的指令，尽量减少患者的选择项；

- 与患者交流时，确保有需要的患者带上眼镜和助听器；

- 鼓励患者熟悉的家属或人员参与患者的照护；

- 指导照护人员与患者沟通的技巧；

- 指导照护人员帮助患者进行定向训练；

- 密切观察患者行为，随时贴身照护，必要时安排更多的亲人探视及照护。

没有循证医学证据证明精神类药物能够改善谵妄的预后，其对谵妄的激越症状也没有充分的证据证明能有效处理。有研究表明该类药物增加死亡风险（绝对风险增加1%）和中风风险（绝对风险增加1%~2%）。仅当谵妄患者的严重激越行为威胁到自身或他人安全，并且非药物治疗无效时，才能考虑使用精神类药物。活动抑制性谵妄禁止使用抗精神病药物。

精神类药物治疗原则：①单药治疗比联合药物好，可以降低药物不良反应和药物相互作用；②以小剂量开始，逐渐滴定至治疗剂量；③选择抗胆碱能活性低的药物；④尽可能快地停药。

常用的精神类药物包括：①氟哌啶醇，推荐口服或肌内给药，0.5~1.0 mg起始，2~4小时后逐步增加，每日最大剂量为5 mg，不推荐连续或预防性给药；静脉注射可引起QT间期延长，不推荐。②新型抗精神病药物：奥氮平，推荐口服或舌下含服，顿服，1.25~2.5 mg/d起始，最大剂量为10 mg；喹硫平，口服，50 mg/d起始，每次加量25~50 mg，每日最大剂量为200 mg；利培酮，口服，0.5 mg bid起始，每次增幅0.5 mg，每日最大剂量为2 mg bid。③苯二氮䓬类：仅推荐用于镇静药及酒精戒断患者，罗拉西泮，口服或静脉注射，0.5~1.0 mg/d。

此外，部分研究提示口服褪黑素可能是有助于改善谵妄患者夜间睡眠的措施。

# 第三节 团队分工

## 一、老年科医生

1.采集病史、查体及安排辅助检查，管理慢性疾病，尽早识别谵妄诱因，制定病因治疗方案。

2.及时了解患者的老年综合评估结果并识别患者的谵妄危险因素，并制定治疗方案。

3.与ACE团队一起进行谵妄症状的非药物管理：避免约束医嘱，避免不必要的长时间输液治疗，避免不必要的管道留置。

4. 患者伴有激越症状并存在伤害自身或他人情况时，酌情使用精神类药物。

5. 必要时请精神科会诊协助谵妄鉴别诊断及药物干预。

## 二、护士

1.识别谵妄，使用mRASS等工具评估意识状态，使用CAM量表判定谵妄，并及时分享到ACE团队。

2.评估谵妄危险因素，并分享给ACE团队，实施危险因素的护理干预。

3.对已经发生谵妄的患者，护理人员是实施非药物干预的主要人员。

4.照护者教育，家属教育。谵妄的照护中，照护者和家属的处置方法对患者的症状管理至关重要。教授照护者和家属正确的处置方法，是护士工作的一部分。

## 三、康复治疗师

1.评估是否存在谵妄危险因素之一，活动受限。

2. 尚未发生谵妄的患者，在病情许可的情况下，给予维持行走或床上活动的康复计划，避免医源性的活动受限。能够行走的患者给予每日3次行走的计划，不能独立行走的衰弱老年患者给予床上或椅子上的关节运动计划。

3. 已经发生谵妄的患者，在不激惹患者的情况下实施行走或关节运动计划。

4. 和多学科团队一起进行非药物症状管理。

## 四、临床营养师

1.评估患者营养状态（方法见第一篇第三章第五节）。

2.根据患者的营养状况及基础疾病，与患者及家属共同制定出适合患者口味的膳食菜单，并尽可能地满足营养供应。

3.根据患者的营养状况，与老年科医师共同制定适当的营养补充剂，优先考虑肠内营养，必要时短期给予肠外营养。

4.和护士一起制定和执行患者的液体摄入。

5.指导并监督照护人员正确为患者提供食物及饮水的方法，并准确记录食物摄入量。

## 五、临床药师

1.采集用药史和评估药物合理性，尤其注意收集多重用药、精神状态高风险药物（抗精神病药物、抗胆碱能药物、阿片类镇痛药、睡眠药、$H_2$受体拮抗剂）及物质滥用的信息，与老年科医师共同优化药物。

2.每天检查患者的药物清单，与医生和护士合作，评估有无潜在或已经出现的药物副作用，并且做出推荐意见，推荐意见包括药物剂量调整、停药或者选用其他替代药。

（岳冀蓉　侯利莎）

### 附录2-4-1　意识模糊评估量表（CAM）

| 特征 | 表现 | 阳性标准 |
|---|---|---|
| 1.急性发病和病情波动性变化 | ①与患者基础水平相比，是否有证据表明存在精神状态的急性变化<br>②在1天中，患者的（异常）行为是否存在波动性（症状时有时无或时轻时重） | ①②任何问题答案为"是" |
| 2.注意力不集中 | 患者的注意力是否难以集中？如注意力容易被分散或不能跟上正在谈论的话题 | 是 |
| 3.思维混乱 | 患者的思维是否混乱或者不连贯，如谈话主题散漫或与谈话内容无关，思维不清晰或不合逻辑，或毫无征兆地从一个话题突然转到另一话题 | 是 |
| 4.意识水平的改变 | 患者当前的意识水平是否存在异常，如过度警觉（对环境刺激过度敏感，易惊吓）、嗜睡（瞌睡，易叫醒）或昏睡（不易叫醒） | 存在任一异常 |

谵妄诊断：特征1加2和特征3或4阳性 = CAM 阳性。

### 附录 2-4-2　可视化疼痛评分量表（VAS）

操作方法：请患者用第一行的数字描述疼痛的程度，或请患者指出第二行的脸谱来代表目前疼痛对自身的影响，或请患者用第三行的词语来描述自己的疼痛程度。

### 附录 2-4-3　睡眠状况自评量表 （SRSS）

| 问题 | 选项 |
| --- | --- |
| 1.您觉得平时睡眠足够吗？ | ①睡眠过多了；②睡眠正好；③睡眠欠一些；④睡眠不够；⑤睡眠时间远远不够 |
| 2.您在睡眠后是否已觉得充分休息过了？ | ①觉得充分休息过了；②觉得休息过了；③觉得休息了一点；④不觉得休息过了；⑤觉得一点儿也没休息 |
| 3.您晚上已睡过觉，白天是否打瞌睡？ | ①0～5天；②很少（6～12天）；③有时（13～18天）；④经常（19～24天）；⑤总是（25～31天） |
| 4.您平均每个晚上大约能睡几小时？ | ①≥9小时；②7～8小时；③5～6小时；④3～4小时；⑤1～2小时 |
| 5.您是否有入睡困难？ | ①0～5天；②很少（6～12天）；③有时（13～18天）；④经常（19～24天）；⑤总是（25～31天） |
| 6.您入睡后中间是否易醒? | ①0～5天；②很少（6～12天）；③有时（13～18天）；④经常（19～24天）；⑤总是（25～31天） |
| 7.您在醒后是否难于再入睡? | ①0～5天；②很少（6～12天）；③有时（13～18天）；④经常（19～24天）；⑤总是（25～31天） |

**续表**

| 问题 | 选项 |
| --- | --- |
| 8.您是否多梦或常被噩梦惊醒? | ①0~5天；②很少（6~12天）；③有时（13~18天）；④经常（19~24天）；⑤总是（25~31天） |
| 9.为了睡眠，您是否吃安眠药? | ①0~5天；②很少（6~12天）；③有时（13~18天）；④经常（19~24天）；⑤总是（25~31天） |
| 10.您失眠后心情（心境）如何? | ①无不适；②无所谓；③有时心烦、急躁；④心慌、气短；⑤乏力、没精神、做事效率低 |

此表总共10个问题,每个问题选第几项即得几分,每个问题得分相加得总分,总分越高,患者的睡眠状况越差。

### 附录 2-4-4　改良的患者镇静程度评估表（mRASS）

第一步:呼叫患者的姓名,让患者睁开眼睛看着评估者。问:"您今天感觉怎么样?"

● 如果患者在 10 秒之内给出一个简短的回答（比如"好""一般"等）,问第二个开放性的问题（不以"是"和"否"来回答的问题）

● 如果语言询问没有回应,摇患者的肩膀来刺激患者醒过来

第二步:根据下面的评分表评分

| 分值 | 条目 | 描述 |
| --- | --- | --- |
| +4 | 好斗的 | 完全不能保持注意力；明显地好斗,暴力表现,对医务人员造成威胁 |
| +3 | 非常激越 | 注意力涣散；需要反复呼叫患者的姓名或躯体触碰才能保持目光接触；注意力不能集中；拉扯或拔除留置管道；挑衅的；在周围没有人的时候在像在吵架或打斗一样；试着拔出呼吸管、胃管或静脉点滴 |
| +2 | 轻度激越 | 注意力容易被分散；快速丧失对正在进行的事情或谈话的注意力；拒绝照顾或不合作；频繁的无目的的活动 |

**续表**

| 分值 | 条目 | 描述 |
|------|------|------|
| +1 | 坐立不安 | 轻度的注意力分散；大多数时间能保持注意力；焦虑，但能合作；活动过多但没有攻击性和暴力性 |
| 0 | 清醒而镇定 | 注意力适当；能保持目光接触；对所处的环境定位清楚；对呼叫姓名或身体接触能立即并正确反应 |
| −1 | 容易唤醒 | 轻度嗜睡；目光接触>10 秒；并非完全清醒，但能保持觉醒；对声音刺激能保持睁眼/目光接触>10 秒 |
| −2 | 缓慢唤醒 | 非常嗜睡；能集中注意力一些时间；对声音刺激能保持短暂的（< 10 秒）觉醒并进行目光接触 |
| −3 | 很难唤醒 | 需要反复的呼叫姓名或躯体接触才能获得目光接触或注意力；需要反复刺激（接触或声音）来维持注意力或使其肢体活动或使其睁眼（但是没有目光接触） |
| −4 | 不能保持觉醒 | 能唤醒但没有注意力；对声音没有反应，但对物理刺激有肢体活动或睁眼 |
| −5 | 不能唤醒 | 对声音或物理刺激没有反应 |

# 参考文献

［1］董碧蓉.新概念老年医学［M］：北京：北京大学医学出版社，2015：350.

［2］Inouye S K，Westendorp R G，Saczynski J S. Delirium in elderly people［J］. Lancet，2014（9920）：911-922.

［3］Leyden KN，Hanneman SK. Validity of the modified Richmond Agitation-Sedation Scale for use in sedated，mechanically ventilated swine（Article）［J］. J Am Assoc Lab Anim，2012（1）：63-68.

［4］National Clinical Guideline Centre. Delirium：Diagnosis，Prevention and Management（2010）［C］.［2010-05-03］. www.nice.org.uk/nicemedia/live/13060/49908/49908.pdf.

第五章
# 老年期抑郁

老年期抑郁（late-life depression）并未在ICD-10和DSM-5中作为单独的疾病或分类来界定，它是老年阶段各种不同程度和不同病因造成的有临床意义的抑郁综合征和各类抑郁症的总称。老年期抑郁包括年轻时发生过抑郁障碍的患者和老年期才首次发病的患者，既包括经典的重性抑郁（major depression），也包括了尚不能达到重性抑郁诊断标准的轻性抑郁（minor depression）和亚临床抑郁（subclinical depression）。轻性抑郁指的是与重性抑郁发作有相同的病程持续时间（2周或以上）、较少的症状和较少的功能损害的临床情况。亚临床抑郁指的是抑郁的两大核心症状心境低落和兴趣减退二者居其一。对于老年人而言，轻性抑郁和亚临床抑郁往往已经构成了有临床意义的抑郁综合征。老年人当中非重性抑郁的发病率远远超过了重性抑郁。部分专著将老年期的双向情感障碍中的抑郁也作为老年期抑郁障碍的一部分来讨论。本章中的老年期抑郁只讨论老年期单向抑郁障碍。

老年期抑郁被国内外研究证实是一个普遍的老年人健康问题, 国外的大量研究也证实老年期抑郁障碍对老年人健康产生严重的不良影响。这些不良影响包括增加代谢综合征、功能下降、认知障碍、包括自杀在内的死亡率增加、增加卫生资源的消耗等。然而在国内外, 老年期抑郁的诊断和治疗都严重不足。

在ACE单元的急性期照护中, 抑郁的不良影响包括疼痛等症状控制困难、对治疗的依从性差、缺乏康复意愿以及功能损害等。在ACE单元中识别和治疗老年期抑郁, 不但能保证急性期治疗的效果和效率, 也是老年期抑郁长期管理的重要时机。

老年期抑郁由于合并躯体疾病等原因, 其表现具有明显的异质性和复杂性, 但核心特征与其他年龄阶段无差别。老年期抑郁的核心症状包括心境低落, 快感缺失和兴趣减退。然而与年轻患者相比, 老年期患者更多表现出躯体症状和认知障碍, 更少表现出抑郁情绪。老年期抑郁的常见临床特征包括以下六点:

1. 焦虑 / 激越

主要表现为过分担心, 灾难化思维, 言行激惹或冲动激惹。

2. 躯体不适主诉突出

慢性疼痛的各种躯体不适, 历经各种检查及对症治疗效果不佳。以多种躯体不适为主诉的隐匿性抑郁为常见。

3. 精神病症状

疑病, 虚无, 被遗弃, 贫穷, 被害等为老年抑郁的常见妄想症状。

4. 自杀行为

严重的抑郁发作, 精神病性症状, 焦虑、激越, 自卑和孤独, 躯体疾病的终末期, 缺乏家庭支持和经济困难等因素增加自杀风险。

5. 认知功能障碍

认知功能损害是多维度的, 涉及注意力、记忆力和执行功能。

## 6. 睡眠障碍

表现为入睡困难、易醒、早醒、矛盾性失眠。

# 第一节　评估方法

ACE单元将抑郁筛查作为常规的老年综合评估内容之一。首次筛查包含在病史询问之中。在并非以抑郁或相关主诉作为入院原因的患者，采用最简单的问题进行例行筛查。例如，"您的情绪忧郁吗？"或者询问PHQ-9问卷的前两个问题，即PHQ-2，"最近两周，您是否对任何事情都提不起兴趣？"和"最近两周，您是否感到情绪低落、忧郁、绝望？"当初筛结果阳性时，或病史采集中发现抑郁线索时，需要进行抑郁量表筛查、精神症状及认知状况评估，再结合内科情况评估和其他老年综合评估的结果，对抑郁的严重程度、病因进行判断。

## 一、量表筛查和临床线索

筛查工具可选用PHQ-9（附录2-5-1）、GDS量表（附录2-5-2）或ZUNG抑郁自评量表等简便易行的工具。根据患者的文化背景和评估者的熟练程度选择。在实际操作中，我们发现GDS更加适合中国现阶段高龄老年人的教育程度和文化背景。同时，在ACE多学科团队的日常工作中，需根据抑郁临床表现和症状线索，发现可疑患者，并通过ACE会议分享线索，以及时启动进一步评估和干预。可以作为抑郁线索的症状列于表2-5-1。这些症状线索可能不是特异性的，但对新出现的下列症状，需要警惕抑郁的可能性。

抑郁筛查阳性或有临床表现提示抑郁时，需进行抑郁病史的采集和精神检查，结合体格检查与必要的实验室检查，明确抑郁的程度及自杀风险、抑郁的病因、抑郁的风险因素，为干预提供依据。这些评估多数已经包含在ACE单元的常规老年综合评估之中。以下按照抑郁及其他认知精神状况评估、内科评估和其他老年综合评估分别叙述。

表 2-5-1　抑郁评估症状线索

| 抑郁常见心理学及认知症状 | 抑郁常见的行为症状 | 抑郁常见的身体和躯体症状 |
| --- | --- | --- |
| 情绪低落 | 哭泣 | 疲乏 |
| 兴趣或动力缺乏 | 人际摩擦或对抗 | 手脚沉重感 |
| 无法享受事情 | 愤怒的攻击或情感爆发 | 入睡困难（前期失眠） |
| 兴趣缺乏（快感缺失） | 回避焦虑或令人生气的场景 | 睡眠维持困难（中期失眠）早醒（后期失眠） |
| 冷漠 | 社交退缩 | 睡眠过多（嗜睡） |
| 易激惹 | 避免情感和性亲密 | 频繁打盹 |
| 焦虑或紧张 | 减少闲暇时间的活动 | 食欲下降 |
| 过度担忧 | 强迫进食 | 体重下降 |
| 注意集中困难 | 强迫性上网或电子游戏 | 食欲增加 |
| 记忆困难 | 工作狂行为 | 体重增加 |
| 犹豫不决 | 人格特质或病理的行为退化 | 性唤起困难 |
| 性欲减退 | | 勃起障碍 |
| 对批评或拒绝过度敏感 | 过度信任或依赖他人 | 高潮延迟或无法达到高潮 |
| 依赖奖励 | 过度的自我牺牲或自我欺骗 | 痛苦和疼痛 |
| 完美主义 | | 背部疼痛 |
| 强迫 | 劳动生产能力下降 | 骨骼肌肉系统不适 |
| 反刍 | 自伤或自残 | 胸痛 |
| 自责自罪 | 自杀企图或姿态 | 头痛 |
| 悲观 | 暴力或攻击行为 | 肌肉紧张 |
| 绝望 | | 胃肠道功能紊乱 |
| 无助感 | | 心悸 |
| 认知扭曲 | | 灼热或刺痛的感觉 |
| 疑病 | | 感觉异常 |
| 低自尊 | | |
| 无价值感 | | |
| 死亡或自杀念头 | | |
| 伤害他人的念头 | | |

## 二、抑郁严重程度及其他精神认知状况评估

### 1. 抑郁病史

包括诱因、起病时间、病程、发作次数、严重程度、伴随症状、治疗经过、家族史等。多数老年期抑郁患者达不到重性抑郁的诊断，可能只是抑郁综合征。但仍然应该详细采集并记录病史，为本次及今后治疗提供依据。

### 2. 抑郁严重程度评估

根据临床表现，结合上述筛查工具或其他抑郁程度评定量表（如汉密尔顿抑郁量表），判定抑郁严重程度。

### 3. 自杀风险评估

以下患者存在较高自杀风险：以心境恶劣、消极观念、焦虑、失眠为主的病人；合并严重躯体疾病或久治不愈有关，病人痛苦难忍产生无望、无助感；生活、安全保障不足，如独居无人照顾、经济困难、支持系统不得力甚至遭冷落或虐待的病人。所有存在抑郁的患者均需评价自杀风险，需策略性地询问患者的自杀意念、自杀计划、自杀准备，目前及既往的自杀行为，自杀手段的便利性及可行性。例如，可以询问"您是否有过伤害自己的想法或者行动？"

### 4. 其他精神症状评估

通过反复的病历采集、多学科团队的共同临床观察、精神检查，评估其他精神症状，包括焦虑、激越、思维紊乱、幻觉等。这些症状对抑郁病因分类和鉴别诊断有重要作用。

### 5. 认知功能评估

见第二篇第三章。

## 三、内科评估

*1. 共患躯体疾病和神经系统疾病*

主要包括心血管疾病、慢性疼痛、自身免疫病、内分泌代谢疾病、肿瘤及脑血管病、帕金森病等神经精神疾病。老年患者的躯体疾病，对老年期抑郁的发生和治疗均有影响。

*2. 药物复习*

完整收集患者正在使用和近期使用过的处方药、非处方药、中药、保健品。评估药物相互作用和药物不良事件的风险。见本书相应章节。

*3. 重要实验室和辅助检查*

血常规、生化、叶酸、维生素$B_{12}$，心电图、脑电图、头颅MRI。

## 四、其他老年综合评估

1. 日常生活能力和躯体功能状态评估，见第二篇第二章。

2. 营养状况评估，见第二篇第九章及第一篇第三章。

3. 生活事件评估，评估丧偶、生病、搬迁等生活事件对情绪和生活的影响。并需特别关注持续负性生活事件的影响。

4. 家庭状况与社会支持，包括患者的教育文化背景、工作经历、人际关系、人格特征、宗教信仰、丧偶等应激事件，与谁一起居住以及患病后由谁来照顾，注意有无忽视及虐待老人的问题。

## 五、抑郁的病因判断

上述评估是老年科医生应有的基本技能。在必要时，仍需请精神科专科医生协助评估和诊断。通过上述评估的结果，遵循ICD-10诊断标准进行抑郁诊断，如重性抑郁发作、复发性抑郁障碍、抑郁状态等。对于同时患有其他躯体疾病的老年人，在进行抑郁评估时，需考虑两者之间的潜在关系：抑郁症状可能是躯体疾病的先兆、表现或由躯体疾病导致。

# 第二节　干预要点

现有的循证医学证据显示，75岁以上老年患者，药物治疗和心理治疗对轻中度老年期抑郁的疗效相当。电休克治疗是重度抑郁的适当选择。物理治疗、体力活动以及生活方式调整等均有治疗效果。ACE单元的老年患者，根据入院的主要矛盾和抑郁的严重程度，选择治疗干预方案，并在急性问题处理的同时，制定抑郁的长期管理计划，将抑郁的长期管理纳入出院后照护方案考虑的方面。

## 一、自杀自伤行为的预防和干预

1. 对存在自杀意念或行为的患者24小时留人陪伴，教给照料者了解观察病人自杀观念，行为及护理的方法。

2. 保证病房环境安全，去除危险物品和可供自杀的潜在设施。

3. 精神科专科会诊；或转诊到精神科，到精神科老年医学会诊协助处理其他住院问题。

4. 启动抗抑郁药物治疗。

5. 部分患者可能有改良电休克治疗的指针，需精神科专科医师协助把握指针。

6. 积极处理躯体疾病或不适。

7. 提供支持性伙伴关系，表示对患者的理解，引导其回顾一生中有成就的事情，以增强生活信心。

## 二、尽量去除抑郁发作的诱因

对老年人来说，急性疾病或疼痛发作、负性生活事件、长期的慢性疾病控制不良的折磨、严重的睡眠障碍、严重的活动受限、感官功能严重下降、家庭社会支持不足、社交孤立等，都可能是诱发抑郁的原因。尽可能去除这些诱因，是给予药物治疗之前需要努力尝试的。ACE单元在去除上述诱因方面的优势在于及时控制急性疾病和疼痛，调整睡眠障碍，优化慢性疾病管理。通过多学科干预，减轻活动受限、社会孤立，舒缓急性负性生活事件的打击，通过家庭会议尝试改善家庭支持，通过社工的工作尝试改善社会支持。

## 三、药物治疗

对老年期抑郁启动抗抑郁药物治疗的指针包括：①符合重性抑郁的诊断标准；②抑郁导致严重的功能障碍，比如，不能生活自理，拒绝社交，不进食等；③抑郁导致其他疾病治疗措施无法实施，比如，拒绝服药，拒绝康复治疗等；④非药物干预措施效果不理想；⑤有自杀的观念或行为。

抗抑郁药物虽然相互之间疗效有微小差异，但在老年人中使用的不良反应差别较大。需要根据患者的共病、药物不良反应和患者对药物的敏感性个体化地选择药物。常见的抗抑郁药物包括三环类抗抑郁药、MAOI、SSRI、非典型抗抑郁剂等。已经常规作为老年人首选的抗抑郁药物包括西酞普兰、米氮平、安非他酮、艾司西酞普兰、帕罗西汀、舍曲林、文拉法辛和度洛西汀。从药物相互作用和药物对细胞色素$P_{450}$酶的影响，西酞普兰、舍曲林和依他普兰被认为是最安全的抗抑郁药物。

老年人抗抑郁药物最受关注的不良反应包括抗胆碱能副作用、体位性低血压和过度镇静。部分患者较容易出现低钠血症，与高龄、女性、低体重、肾衰竭和联用降低血钠药物有关。SSRI的使用被证实与消化道出血有关，SSRI也被证明是加重衰弱的药物。然而，有时副作用也是选择药物的理由。例如，对一个伴有睡眠障碍、食欲缺乏伴有体重下降的老年患者来说，选择米氮平这样一个镇静作用强且有增加体重副作用的药物更有优势。

在选择使用药物时建议遵循以下原则：尽量单一用药；起始剂量为成人推荐剂量的1/2或更少，在开始治疗2周内再次评估药物耐受性；老年患者药物应答时间延长，起效时间4~12周，甚至16周，缓慢加量获得最大缓解率，确保足量足疗程；需要持续服用4~6周才能对是否有效做出判定；治疗过程中检查药物的依从性，整个治疗过程中严密监测药物不良反应；注意药物相互作用，特别是与躯体疾病治疗药物的相互作用；减停或换药应逐渐进行，避免如5-HT综合征等撤药反应；老年期抑郁障碍患者复发率较年轻患者高，急性期药物治疗后需要更长的巩固维持治疗，巩固维持治疗时间为12个月以上，多次复发的老年期抑郁障碍患者建议长期维持治疗。

痴呆或抑郁假性痴呆的情况下，首先选择抗抑郁药物治疗。合并认知障碍时，在改善认知的药物治疗基础上联合抗抑郁药物治疗。

## 四、维护日常生活能力

老年期抑郁本身表现出的精神运动性抑制、躯体不适或肢体活动受限会加重日常生活能力的损害。根据ACE单元例行的日常生活能力评估结果进行干预，具体方案见第二篇第二章。对患者日常生活能力提高的表现及时给予肯定和表扬，告诉患者自主完成日常生活活动对抑郁改善的意义，有助于改善患者的能动性。

## 五、心理治疗

研究证据显示，对于轻中度老年期抑郁，药物治疗和心理治疗在75岁以上高龄的老年期抑郁中疗效相当。老年期抑郁障碍治疗中可以单独采用心理治疗和（或）药物治疗联合应用。心理治疗一般需要2~4个月才能显现疗效。老年期抑郁可以采用的心理治疗包括：支持性心理治疗、怀旧或回顾生命疗法、认知行为治疗、家庭治疗及干预、问题解决治疗、人际关系治疗、行为激活治疗及正念治疗等。ACE单元的照护模式中，多学科团队的评估、访谈、家庭会议，增加了与患者的语言沟通和心理支持，已经具有一定的心理治疗功能。部分患者需要精神心理医生更专业的心理治疗。常见的心理治疗方案简介如下。

1. 支持性心理治疗

它能使患者增强安全感，减少焦虑和不安，最常用的方法是倾听、鼓励、安慰、解释、保证和暗示。专心、耐心、关心地倾听老年人诉说他的种种不适和苦恼，是建立良好关系的基础，带着对老年人的尊重与他讨论躯体与心理问题，是对他的最大支持。

2. 怀旧或回顾生命疗法

生命的意义和价值对于一个人来讲非常重要，老年人尤其如此。生命回顾疗法包括鼓励患者回到过去经历中的地方，写下或录下自传，与家人或旧友重聚，回顾大事记，试着口头或书面的人生总结。但这种方法禁用于现实中罪恶感深重或未能从过去的失望或丧失中解脱的患者。

3. 认知行为治疗

认知治疗的主要着眼点放在患者错误或歪曲的认知问题上，经过改变患者对己、对人、对事的看法与态度来改善他所呈现的心理问题。

4. 家庭治疗及干预

如果老人的心理问题与家人的人际关系有关时，可适当采用家庭会谈的方式来进行治疗。

## 六、电休克治疗

电休克治疗疗效肯定，起效快，并对自杀、拒食、伴有精神病性症状的患者更有优势，而改良电休克治疗安全性更高，更适用于老年期抑郁障碍患者。老年患者电休克治疗前需评估心肺功能，主要的不良反应为认知功能减退和意识障碍，若患者不良反应明显，建议终止电休克治疗。ACE单元急性期老年患者，往往存在抑郁以外的内科问题，需要老年科医生和精神科医生一起谨慎决策治疗方案。

# 第三节　团队分工

## 一、老年科医生

1.作为首诊医生，根据病史进行抑郁筛查，评估抑郁严重程度和自杀自伤风险。

2.评估抑郁相关合并症，判断抑郁的类型诱因和病因，评估抑郁的并发症，鉴别认知障碍和其他精神疾病。评估内容包括认知功能障碍、脑梗死、帕金森病、甲状腺疾病、肿瘤性疾病、营养状况等。

3.根据抑郁的病因、合并症、本次入院的主要问题、患者的功能状况、既往药物疗效、药物相互作用等因素，处方抗抑郁药物、联系心理治疗师。

4.和ACE团队一起，对患者进行心理支持，必要时主持或参与家庭会议，减轻抑郁诱发因素。

5.重度抑郁、自杀倾向、药物治疗效果不理想、需要心理治疗时，及时转诊给精神心理医生。

6.安排长期治疗方案和随访计划。

## 二、护士

1.观察抑郁表现的线索，并及时分享给ACE团队。按照ACE团队老年综合评估的分工，使用量表评估抑郁严重程度。观察情绪状况变化，及时分享给团队知晓。

2.实施防自杀自伤的环境管理和护工工作指导。

3.观察进食和饮水状况，通过日常护理策略减少脱水和营养不良。

4.在日常护理工作中，贯穿实施支持性心理治疗。

5.参加家庭会议，积极与家属沟通，促进改善家庭支持。

## 三、精神心理医生

1.老年期抑郁的病因诊断，分型分类的判断，严重程度评估。

2.参与制定抑郁的治疗方案，尤其是对重度抑郁、疗效不佳的抑郁治疗方案的主要决策人。

3.实施专业的心理治疗，包括家庭治疗。

4.与老年病医生一起对电休克治疗进行决策。

5.制定老年期抑郁的长期治疗方案和门诊随访计划。

## 四、康复治疗师

1.评估日常生活活动能力和躯体功能。

2.根据评估结果实施康复治疗，协助抑郁情绪的改善、维持日常生活能力。具体方案见第二篇第二章和其他相关章节。

3.观察抑郁情绪，分享给ACE团队。

## 五、临床营养师

1.营养不良和营养风险的评估，评估饮食习惯和喜好。

2.和护士、家属一起合作，为患者制定出适合患者口味及不同需求的膳食菜单，尽可能满足营养供应。

3.和护士一起帮助患者维持足够的饮水，避免脱水。

4.指导护工记录饮食的摄入，根据患者的需要和临床情况，调整患者的辅助进食策略。

5.对拒绝主动进食或无法主动进食的患者，制定喂食、鼻饲或肠外营养的计划。

6.鼓励患者进食。

## 六、临床药师

1.从家人或者照顾者处获得入院前的基础状况，包括精神状况异常的发病时间和病程，包括酒精依赖问题，详尽收集既往和目前用药史，复习病史，掌握所有已经明确的疾病诊断和拟诊问题。重点了解抗抑郁药物、抗精神病药物、抗胆碱能药物、阿片类镇痛药、睡眠药、$H_2$受体拮抗剂的使用史、指针和疗效。

2.根据并发症、合并用药情况、既往疗效、患者的偏好等综合考虑，协助抗抑郁药物和其他精神类药物的选择。

3.每天检查患者的药物清单，与医生、护士和其他团队成员合作，评估有无潜在或已经出现的药物副作用，并且做出推荐意见，推荐意见包括药物剂量调整、停药或者选用其他替代药。

## 七、社会工作者

1.评估与抑郁相关的社会支持和家庭支持问题，并在ACE团队中分享。

2.通过访谈进行心理康复治疗，针对自信心缺乏，难以应对压力的病人，进行认知矫正，调整情绪，提高应对挫折的能力。

3.鼓励社交，在ACE单元中，鼓励病情允许的患者到公共区域进餐，鼓励和照护团队的互动。

4.配合其他团队实施日常生活能力、躯体功能康复的治疗。

根据患者的日常生活能力、个人情况、家庭支持状况等帮助患者寻找、链接合适的出院后照护资源。

（龙 江 曹 立）

### 附录2-5-1  患者健康问题问卷（PHQ-9）

指导语：在过去两周中，您被以下感受困扰的时间有多少？（请在适合您的状况相应的格子内画"√"）

|  | 完全没有 | 有过几天 | 超过一半 | 几乎每天 |
|---|---|---|---|---|
| 1.对任何事都提不起兴趣 | 0 | 1 | 2 | 3 |
| 2.感觉沮丧、忧郁或绝望 | 0 | 1 | 2 | 3 |

如果您上面两个问题的总分≥3分，请继续下面的问题，否则不必再继续回答。

|  | 完全没有 | 有过几天 | 超过一半 | 几乎每天 |
|---|---|---|---|---|
| 3.无法入睡、无法保持睡眠或睡眠时间过多 | 0 | 1 | 2 | 3 |
| 4.感觉乏力或缺乏精力 | 0 | 1 | 2 | 3 |
| 5.没有胃口或饮食过量 | 0 | 1 | 2 | 3 |
| 6.觉得自己很差劲，或者感觉是个失败者，或者让自己或家人失望了 | 0 | 1 | 2 | 3 |
| 7.无法集中注意力，比如看报纸或电视的时候 | 0 | 1 | 2 | 3 |

**续表**

| | 完全没有 | 有过几天 | 超过一半 | 几乎每天 |
|---|---|---|---|---|
| 8.明显的行动或说话缓慢，让旁人也注意到了这一点，或者相反，因为烦躁而坐立不安 | 0 | 1 | 2 | 3 |
| 9.有"不如死了好"的想法，或者有以某种方法伤害自己的想法 | 0 | 1 | 2 | 3 |
| 小计得分 | | | | |
| 总分 | | | | |
| 10.如果您存在上述1~9的任何情况，这些状况对您的工作、照料家庭事务和与人相处造成了多大的困难？ | 根本没有困难<br>有一些困难<br>非常困难<br>极其困难 | | | |

**结果解释：**

1. 如果阴影部分格子（条目 1 和条目 2 的阴影部分也需计数）有 4 个或以上的"√"提示存在抑郁障碍，请将得分相加得到总和评估严重程度。

2. 抑郁障碍的程度由分值判断如下：总分 0 正常，1~4 极轻度，5~9 轻度，10~14 中度，15~19 中重度，20~27 重度。

3. 如果阴影部分格子有 5 个或以上的"√"（且包括至少一个条目 1 或 2 的阴影格子），考虑重性抑郁障碍。

4. 如果阴影部分格子有 2~4 个或以上的"√"（且包括至少一个条目 1 或 2 的阴影格子），考虑其他抑郁障碍。

5. 在诊断"重症抑郁障碍"和"其他抑郁障碍"的时候，还必须有下面两个条件：①存在社会、职业或其他重要领域的功能损害，由条目 10 反映；②排除丧亲阶段、躁狂发作史（双向情感障碍）、躯体疾病所致的抑郁症状或药物所致的抑郁综合征。

## 附录 2-5-2 老年抑郁量表（GDS-15）

1. 是/否　您对您的生活基本满意吗？

2. 否/是　您是否放弃了很多活动或兴趣爱好？

3. 否/是　您是否感到您的生活空虚？

4. 否/是　您是否经常感到厌烦？

5. 是/否　您是否感觉大多数时间您都精神好？

6. 否/是　您是否害怕有什么不好的事情将会发生？

7. 是/否　您是否在大多数时间都感到快乐？

8. 否/是　您是否感到无助？

9. 否/是　您更愿意待在家里而不是到外面去干些新鲜事吗？

10. 否/是　您是否在记忆方面存在很多问题？

11. 是/否　您是否认为现在还活着真是棒极了？

12. 否/是　您是否感到您现在的生活状态非常没有价值？

13. 是/否　您感到自己精力充沛吗？

14. 否/是　您觉得您目前的状况毫无希望吗？

15. 否/是　您觉得现在大多数人比您过得好吗？

　　各题评分方法：选择"/"右侧的选项时计 1 分。总分 0 ～ 4 分正常，5 ～ 8 分轻度抑郁，9 ～ 11 分中度抑郁，12 ～ 15 分严重抑郁。

# 参考文献

［1］（美）罗伯特·L.凯恩，约瑟夫·G.欧蓝德，芭芭拉·雷斯尼克，等.
　　　老年医学临床精要［M］.第 7 版.天津：天津科技翻译出版有限公司，
　　　2017：419.

［2］中华医学会精神医学分会老年精神医学组.老年期抑郁障碍诊疗专家共识
　　　［J］.中华精神科杂志，2017，50：5.

［3］A.stem. T. 麻省总医院精神病学手册［M］.北京：北京人民卫生出版社，
　　　2017.

［4］Holroyd-Leduc JM. Evidence - Based Geriatric Medicine：A Practical Clinical
　　　Guide［M］：Blackwell Publishing Ltd.，2012.

［5］于欣.老年精神病学［M］.北京：北京大学医学出版社，2008：104-105.

［6］沈渔邨.精神病学［M］.北京：人民卫生出版社，2015：970-971.

第六章

# 吞咽障碍

　　吞咽障碍是指食物经口摄入并经咽腔和食管传送入胃的过程发生困难。狭义的吞咽障碍，指的是由于下颌、双唇、舌、软腭、咽喉、食管等器官结构和（或）功能受损导致的吞咽障碍，而广义的吞咽障碍还包含了认知精神心理等方面的问题导致的行为异常引起的吞咽障碍。根据吞咽障碍发生的分期和部位，分为认知期、口腔准备期、口腔期、咽期和食管期。认知期吞咽障碍指由单纯认知过程导致的吞咽功能障碍，例如，脑卒中患者由于注意力下降、不能保持坐位、上肢和手指运动功能异常、对吞咽的恐惧心理等问题引起的吞咽功能障碍。本章主要讨论口腔期和咽期吞咽障碍。

　　吞咽障碍是高龄老人中最常见的老年综合征之一。吞咽障碍的患病率随年龄增长而增高，我国的调查显示，70岁、80岁及90岁以上的老年人，吞咽障碍患病率分别为17.6%，35.6%，43.7%。我国的调查显示住院老年人约30%存在吞咽障碍。卒中急性期和恢复期、神经退行性疾病（阿尔茨海默病、帕金森病）等老年人常见疾病患者中，吞咽障碍的患病率均高于40%。在ACE单元的老年患者中，吞咽障碍伴随急性健康问题出现或加重，并成为脱水、营养不良、吸入性肺炎的重要危险因素，与死亡率升高相关。评估和管理吞咽障碍，是ACE单元的常规工作，是ACE单元照护质量的保障之一。

# 第一节　评估方法

ACE单元的吞咽障碍评估包括四个方面：①吞咽障碍筛查；②吞咽障碍的临床评估；③吞咽障碍的仪器评估（必要时）；④吞咽障碍的病因及危险因素评估。所有收治入ACE单元的患者均要接受吞咽障碍的筛查，筛查包括医生病史采集时的常规询问和护士实施的筛查试验。病史阳性、筛查阳性或在临床诊治中怀疑存在吞咽障碍的需要进一步进行临床评估，必要时由语言治疗师进行专业评估或仪器评估。所有吞咽障碍的患者都进行病因评估和危险因素评估。

## 一、吞咽功能障碍的筛查

病史筛查采用简单的问题询问患者本人或家属，主要目的是第一时间发现严重的吞咽障碍并采取应对措施。病史筛查对具有吞咽障碍危险因素或本次急性入院原因可能和吞咽障碍相关（例如，肺炎、发热待诊、体重下降、脱水等）的患者尤其重要。危险因素见本节相关段落。可以结合患者主诉和病史，选择EAT-10量表（附录2-6-1）中的问题进行针对性提问。例如，对反复发热、呼吸道感染的患者，询问"您是否吃东西时咳嗽"；对明显体重下降的患者，询问"您是否觉得吞咽问题影响您的进餐"或者询问怀疑吞咽障碍的患者"您是否在进食、饮水或服药时感觉困难或疼痛"。

初次筛查试验由护士完成，必要时请语言治疗师参与完成。分为量表法和检查法。EAT-10是吞咽障碍筛查的常用量表，由10个问题组成，总分10分。EAT-10得分3分或以上，可以作为筛查阳性，启动临床吞咽评估的切点。系统评价及指南推荐水吞咽及计时试验作为便捷的基本筛选试验，必要时在此基础上进行"进食"试验或者染色食物试验，以提供更多信息。完整的筛查还包括观察患者意识、控制姿势的能力、口腔分泌物控制力等。患者能参与并且配合直立位置（坐位），才可以进行水吞咽试验或者标准床旁吞咽功能评估。

常用吞咽障碍筛查方法列于表2-6-1。

**表 2-6-1　常用吞咽障碍筛查方法**

| 项目 | 适应对象 | 内容或评估技巧 |
|---|---|---|
| 进食评估问卷调查（EAT-10） | 所有患者 | 认知交流正常的患者、认知功能异常者家庭照顾者等均可以自己填写，或他人帮助下填写（附录2-6-1） |
| 反复唾液吞咽试验 | 认知交流正常者 | 30秒内患者有效吞咽唾液的次数（喉结上下移动超过2指），小于3次提示有吞咽障碍 |
| 3 ml饮水试验 | 认知交流正常，并且高度怀疑误吸风险者 | 采用饮用3 ml水筛查，降低因筛查带来的误吸风险，可在饮水试验前实施。如果3 ml饮水筛查阳性，不必再进行洼田饮水试验。如果阴性，仍然怀疑吞咽障碍，可以进行洼田饮水试验 |
| 洼田饮水试验 | 认知交流正常者，能在支撑下坐直，并能执行简单指令 | 通过饮用30 ml水来筛查患者有无吞咽障碍及其程度（操作方法见附录2-6-2） |
| 染料测试 | 气管切开患者 | 利用蓝色／绿色食用染料测试，是筛查有无误吸的一种方法 |
| 床旁吞咽评估 | 认知交流正常、能在支撑下坐直，并能执行简单指令 | 评估意识、舌的活动、咽部敏感度、发声困难（饮水试验之前、之后）检查、5 ml饮水试验，50～60 ml饮水试验 |

当患者已经存在下列临床表现，提示可能存在吞咽障碍，存在误吸的危险：①湿性、嘶哑发音；②自主咳嗽减弱；③喉功能降低的任何表现；④意识水平下降。应该视为筛查阳性，启动临床吞咽评估、进食体位管理、辅助进食指导，并考虑本次入院急性问题与吞咽障碍的相关性，制定应对的治疗方案。

## 二、临床吞咽评估

所有吞咽障碍筛查阳性的患者，都需要进行临床吞咽评估，并据此制定吞咽障碍管理的方案。临床吞咽评估由ACE多学科团队共同分担完成。临床吞咽评估（clinical swallow evaluation，CSE）又称为非仪器评估（clinical non-instrumental evaluation）或床旁检查（bed side examination）。CSE是所有确诊或疑似吞咽障碍患者干预的必要组成部分。CSE包括整体状况、口颜面功能和喉部功能评估、进食评估三个部分。

1. 整体状况评估

整体状况评估对于选择进一步的评估和正确的治疗决策，具有事半功倍的效果。具体内容列于表2-6-2。

表 2-6-2　吞咽功能障碍的整体状况评估

| 项目 | 内容及方法 |
| --- | --- |
| 吞咽相关的病史 | 通过询问及查阅病历，了解患者的主诉、病史、服药史、疾病转归、就医经过等情况 |
| 精神状态 | 评估患者的清醒程度和意识水平，确认患者意识水平的变化，确认患者是否能在清醒状态下进食。可用格拉斯哥昏迷量表（GCS）来评价意识状态。并观察有无谵妄 |
| 依从性 | 评估患者是否能够在活动中维持足够的注意力和配合程度 |
| 认知功能 | 评估患者的判断力、定向力、记忆力、抽象思考和计算能力等。常用简易精神状态检查量表等来进行认知功能测试 |

**续表**

| 项目 | 内容及方法 |
| --- | --- |
| 沟通能力 | 评估患者目前的沟通水平和所使用的沟通方式，以及沟通效度。包括听理解、口语表达、符号辨识和使用（如相片、图形、文字等）、非口语的表达（如表情、动作手势等）。可用中国康复研究中心汉语失语症检查（CRRCAE）、西方失语症检查量表（WAB）等测评 |
| 营养状况 | 进行营养风险筛查及营养评定。记录体重变化、计算体重指数及食物的摄入量；正在采用何种营养方式，如经口、管饲或其他 |
| 口腔卫生 | 检查口腔内是否有痰液黏附、食物残留，是否有溃疡、结痂、炎症、出血，牙齿是否缺损，是否有牙垢、牙石、假牙，假牙佩戴情况及更换时间 |
| 呼吸功能 | 检查气道的通畅性、呼吸方式、有插管与否、气管套管种类、呼吸机的使用等 |
| 吸入性肺炎的体征 | 检查患者有无发热或寒战、呼吸急促、心跳加快、咳嗽、痰量增多或颜色变黄、低氧血症，有无主诉气紧，呼吸困难 |
| 一般运动功能 | 头颈部关节活动度，以及与吞咽相关的姿势保持与平衡能力、上肢功能和耐力等方面的评估 |
| 主观意愿 | 患者本人和家属对吞咽障碍及健康状况相关性的态度，对病因、预后、治疗方案选择的倾向性 |

2. 口颜面功能和喉部功能评估

口颜面功能和喉部功能评估是吞咽障碍康复评定中的一部分，评估内容列于表2-6-3。

**表 2-6-3　口颜面功能和喉部功能评估**

| 项目 | 内容 |
| --- | --- |
| 口颜面功能评估 | 检查唇、下颌、软腭、舌等与吞咽有关的解剖结构，包括组织结构的完整性、对称性、感觉敏感度、运动功能等，以及咀嚼肌的力量 |
| 吞咽相关反射功能 | 包括吞咽反射、咽反射、咳嗽反射等检查 |
| 喉部功能评估 | 包括音质／音量的变化，发音控制／范围，主动的咳嗽／喉部的清理，喉上抬能力等方面 |

### 3. 进食评估

对注意力良好、合作、没有严重呼吸问题，在体格检查中有喉上抬的患者，可以进行进食评估，方法包括容积–黏度测试（volume.viscosity swallow test，V–VST）和直接进食评估。

（1）V–VST测试：选择的测试容积分为少量（5 ml）、中量（10 ml）、多量（20 ml），稠度分为低稠度（水样）、中稠度（浓糊状）、高稠度（布丁状），按照不同组合，完整测试共需9口进食，观察患者吞咽的情况。根据安全性和有效性的指标判断进食有无风险。安全性方面指标：①咳嗽——吞咽相关的咳嗽提示部分食团已经进入呼吸道，可能发生了误吸;②音质变化——吞咽后声音变得湿润或沙哑，提示可能发生了渗漏或误吸;③血氧饱和度水平下降——基础血氧饱和度下降5%，提示发生了误吸。有效性方面指标：①唇部闭合——闭合不完全导致部分食团漏出；②口腔残留——提示舌的运送能力受损，导致吞咽效率低;③咽部残留——提示咽部食团清除能力受限；④分次吞咽——无法通过单次吞咽动作吞下食团，降低摄取有效性。V—VST测试简单、安全；所需准备材料较少；敏感性94%，特异性88%；基于患者疾病进展情况，可以重复多次检测；可帮助选择是否需要接受更详尽的仪器检查（VFSS、FEES）。

（2）直接摄食评估：除V—VST评估外，对有进食能力的患者，需要进行直接摄食评估。观察患者将食物送入口中的过程，是否有意识地进食，包括摄食过程中流畅地抓取食物、食物正常的送入口中，进食哪种质地的食物，直接摄食评估内容见表2–6–4。

表 2-6-4　吞咽障碍患者直接摄食评估

| 观察项目 | 内容 |
|---|---|
| 一口进食量 | 一般患者用一匙（5 ml）液体评估，有误吸风险患者用更小的量（2～5 ml） |
| 进食吞咽时间 | 一次吞咽的时间和用餐的进食时间 |
| 呼吸和吞咽的协调 | 在进食过程中是否有呼吸急促，咀嚼时用口呼吸或吞咽时瞬间呼吸 |
| 安全吞咽的食物性状 | 患者安全进食食物的黏稠度、松散性等，选择不同等级的食物 |
| 口服药物 | 患者可否安全吞服药物（如药片、胶囊或药水）；是否需要加用凝胶饮品，帮助药物吞咽 |

## 三、仪器评估

电视荧光吞咽造影检查（videonuoroscopic swallowing study，VFSS）和软式喉内窥镜吞咽功能检查（flexible endoscopic examination of swallowing，FEES）是确定吞咽障碍的金标准。这些仪器检查能够提供更准确的吞咽障碍病理生理学信息，为病因诊断提供病理生理证据，提供功能障碍类型和程度的准确判断，指导制定适当的治疗策略以及评估治疗效果。VFSS和FEES各有优缺点，二者的评估结果具有高度的一致性。两种检查均要求患者能维持体位并根据指令进行配合评估的吞咽动作。ACE 团队应根据临床评估的结果、患者的临床情况及患者的意愿，可获得的技术资源，对需要进行仪器评估的患者安排检查。吞咽造影检查时，要求语言治疗师或老年病医生和放射科医生共同进行以确保患者安全。

然而，在并非以吞咽障碍为急性问题入院的ACE单元患者，仪器评估不是常规检查。如果吞咽障碍是入院的主要健康问题且现有的管理方案无法改善，或吞咽障碍严重影响了急性问题治疗，可以根据需要安排仪器检查。

## 四、吞咽障碍危险因素评估

评估吞咽障碍危险因素的目的是在照护中加入针对危险因素的干预措施，以减少误吸的发生。在进行老年综合评估的过程中，病史询问、查体及用药评估等环节均可能发现吞咽障碍的危险因素。需认识到的危险因素如下。

1. 疾病

评估患者是否存在器质性吞咽障碍相关疾病，如口咽部、食管炎症、肿瘤等梗阻性病变；是否存在功能性吞咽障碍如中枢神经系统疾病（脑卒中、帕金森病和老年痴呆等神经系统疾病等）、颅神经病变、神经肌肉接头疾病、肌肉疾病；是否存在其他慢性疾病，如类风湿性疾病如硬皮病、干燥综合征等也可以因为内脏器官硬化及萎缩、唾液分泌减少等影响吞咽功能；糖尿病、慢性阻塞性肺疾病、慢性呼吸衰竭、心衰等，可能与上述病变联合影响机体自身储备，从而加快衰老、造成患者体位不易保持、引起呼吸急促吞咽咽期会厌闭合时间缩短等，使患者容易发生吞咽障碍。

2. 药物

评估患者是否使用抑制中枢神经系统药物如镇静安眠药物；是否使用影响口腔唾液分泌药物如抗组胺药、抗胆碱能药等。

3. 侵入措施

气管切开、气管插管、头颈部手术及头颈部放疗也可能使患者吞咽障碍的发生率增加。如喉全部切除术、甲状腺手术等，可导致喉返神经麻痹，吞咽和咳嗽反射减弱，或喉内肌瘫痪影响吞咽功能。

4.认知功能障碍

评估患者是否存在痴呆或者不同程度认知功能障碍，对摄食口腔前期、口腔期等带来影响等。

5.高龄

增龄本身就是吞咽障碍的危险因素。原因在于：①60岁以上老人有15%的概率出现退行性吞咽障碍和肌肉减少症。80岁以上老人肌肉减少症概率高达50%。②老年人牙病或者牙齿残缺，使咀嚼能力大大下降，吃大块食物不易嚼碎。③由于年龄和疾病的影响，张口反射下降、咽喉部感觉减退、咳嗽反射减弱、胃肠蠕动减弱、体位调节能力丧失以及抵御咽喉部分泌物及胃内容物反流入呼吸道的能力下降，因而出现吞咽功能失调。④老年人头颈部的灵活性下降；这些变化可能会引起患者出现吞咽障碍的症状。

6.其他

评估患者是否存在意识不清；是否存在疲乏或其他疾病导致坐位维持能力下降；是否存在抑郁等心理因素。

# 第二节　干预要点

吞咽障碍的干预包括积极治疗原发病、吞咽康复训练、使用代偿技术、营养管理和预防误吸。吞咽障碍的主要并发症是营养不良和吸入性肺炎。

## 一、疾病治疗

老年患者吞咽障碍的慢性病因常常为神经系统退行性疾病（如帕

金森病、阿尔茨海默病）或衰老相关临床情况，病因多数不可逆转，吞咽障碍随病因进展逐渐加重。控制基础疾病可能延缓吞咽障碍进展。在多病共存的治疗中，药物的选择需要尽量减少药物不良反应加重吞咽障碍。

## 二、吞咽康复训练

吞咽康复训练和代偿技术是短期内改善吞咽障碍和减少并发症的最有效的方法。康复训练和代偿技术在基础疾病状况下，最大限度地优化了吞咽功能，尽可能长时间地保持患者安全经口进食。

常用吞咽康复治疗方法有：

1. 神经肌肉电刺激

应用低频脉冲电流刺激神经或肌肉使其收缩，募集运动单元以增加肌力一天两次，每次15分钟。对于依从性较好的吞咽障碍患者，表面肌电生物反馈训练有较多的循证支持，配合用力吞咽或Mendelsohn吞咽法，肌电触发电刺激方法的效果更好。

2. 口腔感觉训练

针对吞咽障碍患者口腔深浅感觉、反射异常的训练方法，包括冷刺激训练、嗅觉刺激、口面部震动刺激等，一天一次，每次10~15分钟。

3. 口腔运动训练

如口腔器官运动体操、舌肌康复训练、Masako训练法（吞咽时，通过对舌的制动，使咽后壁向前运动与舌根部相贴近，增加咽的压力，加快食团推进。可增加舌根的力量，延长舌根与咽喉壁的接触时间，促进咽后壁肌群代偿性向前运动）、Shaker锻炼（又称抬头训练，目的是提高食管上段括约肌开放的时间和宽度，促进清除吞咽后因食管上段括约肌开放不全而引起的咽部残留）等一系列训练方法，一天一次，每次30～40分钟。

4. 针灸治疗

针灸有头针、电针、耳针等多种针灸部位及方法的选择。

## 三、代偿技术

代偿技术并不能改善吞咽生理状态，但通过改善食团的摄入，能代偿口咽功能，提供患者营养。

1. 食物调整

主要包括液体稠度的调整、食物质地的调整、一口量的调整。不同稠度液体食物可以通过食物本身黏度，或者使用增稠剂加入食物中调整到合适的黏度。吞咽障碍患者首先应尝试的液体黏稠度是2级中稠型食品，特点可以用"喝"表达，该食品明显感觉到黏稠，在口腔内慢慢地扩散，容易在舌上聚集。如果用汤匙搅拌，仅有少量痕迹残留于汤匙表面，使用汤匙舀起并倾斜，可从勺子中以点滴状流出。重度吞咽障碍患者应选择3级高稠型食品，该类食品特点可以用"吃"表达，入口明显感觉到黏稠，易成团，送入咽部需要一定的力量，不适合使用吸管。使用汤匙舀起后倾斜勺子呈团块状，不会马上流下。固体食物应该选择细碎软食物，必要时将肉类、蔬菜、粥等该类食物经过搅拌机搅拌或者食物粉碎。

2. 吞咽姿势的调整

吞咽时通过头颈部位的姿势调整，使吞咽通道的走向、口腔周径的大小和某些吞咽器官组成结构（如喉、舌、杓状软骨）的位置有所改变，避免误吸和残留，消除呛咳等症状。进食时，患者应尽量保持直立体位或前倾15°。患者应坐在椅子上进食，如果其需要协助，可以使用枕头、坐垫等协助其保持端坐位。如果患者被限制在床上，在整个进食（食物、液体、药物）期间至少抬高床头60°，而且进食后需至少20分钟后才能放低床头。如果患者实在无法保持60°及以上的体位，应由护理人员协助患者经口进食。

## 四、营养管理

营养管理是通过膳食合理搭配、调整食物性状、选择适当的营养方式，保证患者摄入足够的营养素，避免营养不良发生或治疗营养不良。我国专家共识对吞咽障碍营养管理的指导意见是，患者应尽量保留或尽早开始经口进食，当食物不能满足营养需求时，可选择经食物性状调整的肠内营养制剂或特殊医疗食品；如果经口进食无法满足机体的营养需求，只要患者肠道功能正常，建议选择口服营养补充（oral nutritional support，ONS）作为额外的营养补充。ONS 至少达到每日400 kcal，一般在两餐间补充，持续时间因人而异，推荐 ONS 不应少于 1 个月。部分对固体食物进食困难的患者，可将 ONS 作为代餐来提供机体所需营养素的供给。当经口饮食不能达到营养目标时，应选择持续或间断管饲营养，当肠内营养不能满足60%营养需求时，应给予肠外营养；应当根据患者的不同疾病状态制定个体化的营养治疗方案。上述原则需结合患者及家属的意愿、价值观和照护目标进行临床决策。能饲营养的方式分为鼻胃管、鼻肠管、经皮胃造瘘等。鼻肠管较鼻胃管发生吸入性肺炎风险更小，经皮胃造瘘管较鼻胃管和鼻肠管更易于管理。对痴呆晚期的吞咽障碍患者，目前研究没有能够证明营养治疗改善预后、提高生活质量或减少吸入性肺炎。

吞咽障碍干预要点，见表2-6-5。

表 2-6-5　吞咽障碍干预要点

| 项目 | 具体条目 | 要点 |
|---|---|---|
| 疾病管理 | 疾病治疗 | 通过药物、手术等积极治疗或控制造成吞咽障碍的原发病 |
| | 药物选择 | 辣椒素可刺激吞咽和咳嗽，ACE 抑制剂可能有益<br>避免或者减少造成口腔干燥的药物<br>减少镇静催眠药的使用，这些药物可能会损害咳嗽和吞咽 |
| 吞咽功能康复治疗 | 口腔感觉训练 | 冷刺激训练、嗅觉刺激、味觉刺激、口面部振动刺激、冰酸刺激等 |
| | 口腔运动训练 | 口腔器官运动操、面部肌肉锻炼、舌肌的康复训练、Masako 训练法、Shaker 锻炼 |
| | 气道保护方法 | 门德尔松吞咽法、声门上吞咽法及超声门上吞咽法、用力吞咽法等，在这些技术中，病人学习吞咽前屏住呼吸，吞咽后清理气道（咳嗽、清嗓子），空吞咽，但有可能导致心律失常，只能使用在安全的患者中应用 |
| | 其他 | 电刺激、生物反馈、球囊扩张、针刺治疗等 |
| 代偿方法 | 食物调整 | 液体稠度的调整、食物质地调整、一口量的调整 |
| | 姿势调整 | 头颈部伸展、屈曲、侧屈，颈部旋转，半卧位，躯干垂直体位、侧倾 |
| | 进食工具 | 选择安全、方便适用的工具，如长柄小勺子、浅口小杯等 |
| | 环境改造 | 减少干扰、降低噪音、增强照明、促进社交互动 |
| | 行为干预 | 进食前、中、后的情境策略、言语提示、书面提示和标志、身体提示、视觉提示 |
| | 通气说话瓣膜 | 长期留置气管套管者撤机使用，同步进行呼吸、咳嗽与吞咽训练 |
| 营养管理 | 营养评定 | 包括营养风险筛查、营养不良的评定 |

**续表**

| 项目 | 具体条目 | 要点 |
|------|---------|------|
| | 营养方式 | 根据吞咽障碍程度，选择适当的食物摄入方式<br>脑卒中后吞咽障碍患者应早期进行鼻饲肠内营养<br>严重的吞咽困难和误吸患者可以短期管饲，然后过渡到经口进食<br>需要长期（＞4周）使用肠内管饲的患者，推荐使用经皮胃造瘘管饲<br>长时间管饲，鼻肠管较鼻胃管减少吸入性肺炎<br>有些情况下通过静脉补充营养及液体（肠内营养失败或其他情况无法使用肠内营养） |
| | 营养的量 | 医生及营养师共同商议营养给予的量 |
| | 管喂管理 | 管道妥善固定<br>连续喂食保持床的靠背升高到至少30°<br>与患者保持沟通，询问是否恶心、腹部疼痛或痉挛等不适感，或观察患者管喂中的表现，如有管喂相关的不适应暂停管喂<br>连续喂食时间和量根据患者情况个体化制定<br>每日多次管喂，每4~6小时一次，每次管喂前测量胃残留量<br>有两次或两次以上的胃残留量≥250 ml应考虑使用的促胃肠动力剂 |
| 预防误吸 | 口腔卫生 | 坚持刷牙，根据吞咽障碍的程度，选择含漱法、口腔护理、负压冲洗式刷牙法、冷热口腔刷洗；严重吞咽障碍患者口腔护理中使用抽吸，定期抽吸去除多余口水<br>对舌苔、牙周病、龋齿等进行治疗，每周进行护理，尤其是在PEG或鼻饲（NG）管的患者 |

**续表**

| 项目 | 具体条目 | 要点 |
|---|---|---|
| | 进食管理 | 根据吞咽状况，提供切碎为不同大小食物，或者为患者选择合适的软食、半流质、流质<br>制定适宜的一口量，制定适当的进餐时长<br>进餐环境安静，光线充分，避免患者分心<br>避免匆忙或强迫喂食<br>进餐后提供一个30分钟的休息时间<br>教会患者或辅助将食物放到口中安全的位置，例如，左面部无力，食物可以放在右边<br>对于口腔期吞咽障碍的患者，可用汤匙将少量食物送至舌根处，让患者吞咽，待完全咽下，张口确认无误后再送入食物<br>患者发生呛咳时宜暂停进餐，呼吸完全平稳后，再喂食物<br>若患者频繁呛咳且严重者应停止进食<br>对能够自己进食的患者，尽量用多种方法协助患者自己进食，而不用喂食来节约时间 |
| | 体位管理 | 经口进食的患者，应取坐位或半坐位，尽量保持上身直立或前倾15°<br>如不能独立坐稳，应调整靠背角度至90°<br>进食后让患者继续坐30分钟以上才能躺下 |
| | 服药的管理 | 与临床药师共同商讨，寻求最适当、最安全的给药方法 |
| | 分泌物管理 | 及时清除口腔内分泌物，唾液过多者使用口水防护服、围裙，必要时抽吸过多唾液 |
| | 窒息的紧急处理 | 辨识窒息的先兆，掌握海氏急救法 |
| | 对患者、家人及照护者进行健康指导 | 误吸风险告知<br>传递误吸相关表现及症状的知识<br>教授危险因素识别方法<br>误吸应对方法指导：体位管理，饮食配制，喂养技术，行为和环境因素管理，口腔护理，窒息的急救与管理等<br>介绍可以获取的相关资源 |

# 第三节　团队分工

　　吞咽障碍的评估与干预由多学科团队共同进行，ACE单元的所有学科都参与其中，此外，还有需要医疗膳食配制员、患者本人、家属及护工等密切配合。多学科团队按照标准化的流程尽早（24小时以内）介入管理可显著减少吞咽障碍造成的住院相关急性并发症，降低住院死亡率，降低接受管喂的患者比例，提高吞咽障碍康复疗效，维持体重。

## 一、老年科医生

　　1. 根据临床信息综合判断吞咽障碍的病因，必要时安排相应的诊断检查。

　　2. 制定原发疾病的治疗或管理方案。

　　3. 评估吞咽障碍的并发症并进行治疗，包括脱水、营养不良或体重下降、吸入性呼吸道感染等。

　　4. 根据临床信息评估吞咽障碍的危险因素，并在治疗方案制定时充分考虑危险因素的管理，避免或调整影响吞咽功能的药物。

　　5. 当吞咽障碍的干预效果欠佳，为帮助明确吞咽障碍病因、制定更有效的治疗方案，在其他学科成员评估结果基础上，可以安排电视荧光吞咽造影检查或软式喉内窥镜吞咽功能检查。

　　6. 与患者及家属沟通吞咽障碍的病情及对预后的影响，了解患者及家属的价值观和偏好。

　　7. 根据临床特点、病因、患者及家属的意愿、可获得的资源等情况，和多学科团队共同制定照护目标及吞咽障碍的治疗管理方案。

8. 进行吞咽障碍长期管理的教育。

9. 评价干预效果，更新治疗干预策略。

# 二、护士

## （一）评估

1. 执行吞咽障碍的首次筛查试验，通过直接进食法评估患者能否安全进食。

2. 观察和评估患者是有吞咽障碍相关并发症

（1）每日摄食状态的评价（进食方法、进食速度、进食量、是否存在呛咳等）。

（2）每日饮水量评估，体重监测，判断是否存在脱水。

（3）误吸和吸入性肺炎的症状体征，包括体温、氧饱和度等变化。

（4）是否存在心理与社会交往障碍？

3. 患者进食能力相关的ADL评估。

4. 患者口腔清洁状态评估。

## （二）干预

1.在语言治疗师、临床营养师等指导下用普通饮水或稠度合适的液体或交替方式指导及帮助患者摄入满足每日最低饮水量。

2.口腔护理。

3.亲自或指导护工对患者实施安全进食。

4. 指导或协助患者安全服药，能部分经口进食的患者服用药片或胶囊时，可选择凝胶包裹后送服，以确保药物的治疗作用与进食安全。

5.呼吸功能管理。按照医嘱给氧、指导患者深呼吸、咳嗽，必要时协助抽吸痰液及口腔过多分泌物。

6.精神支持。在日常护理活动中，给予患者积极的鼓励和安慰。

7.急救用物准备。高误吸风险者，床旁准备负压吸引器、氧气等装备，检查呼叫设施是否完好，有条件者安排患者床位靠近护士站。

8. 健康指导。以互动形式对患者、家属及陪护开展营养教育工作，包括①食物选择：宜用与忌用的食物；②食物制备：饮食质地调整；③饮食指导：就餐环境、就餐时机、就餐用具、就餐姿势、一口量、饮水量的准备。

9. 协调患者及家属与医疗团队间的工作，执行由语言治疗师以及多学科小队作出的吞咽管理或治疗计划，参与吞咽障碍的基本康复治疗、运动障碍的康复及护理、肺功能的锻炼等。

## 三、康复治疗师

### （一）评估

1.语言治疗师进行吞咽障碍的临床评估，包括口颜面功能评估、容积—黏度吞咽测试和染色测试，并结合多学科团队提供的信息，进行病因推断。

2.评估吞咽安全性和有效性方面可能的风险及其程度。根据评估结果，向医生及多学科团队提供患者是否需要进一步仪器检查的建议。

3.必要时和放射科医生一起进行吞咽造影检查。

（二）干预

1. 根据患者吞咽障碍的特点及治疗依从性进行针对性吞咽功能训练。

2. 解决患者的进食活动问题

（1）代偿性治疗。

（2）间歇性口胃管辅助治疗，通过辅具和环境改造改善进食能力。

（3）根据康复评定结果，对严重功能障碍和误吸风险等适宜患者，向ACE团队提出肠内营养方案的建议。

3. 进食能力训练。包括手部功能改善的作业治疗，ADL训练，失认失用的治疗。

4. 体位维持。制定计划来促进患者的坐位平衡和耐受能力，保证患者能坐在椅子上足够时间完成进餐，使用辅助器具，促进患者保持进食及吞咽时需要的最佳姿势和体位。

## 四、临床营养师

（一）评估

1.营养风险及营养状况评估。

2.评估是否存在饮水困难导致的脱水；评估有无吞咽障碍引起的食欲差、情绪、生活状态改变等；评估进食量较正常情况下降量；评估体重变化及肌肉减少情况。

3.利用吞咽障碍指数DHI（dysphagia handicap index）等工具调查患者易发生呛咳的食物种类。

4.了解目前患者家庭是否为其改变食物烹调方式及提供改变的条件。

（二）干预

1.根据吞咽功能筛查、临床评估及仪器评估结果，以及患者家庭烹调情况，为其制定出适合患者口味的调整质地膳食菜单（或由医院膳食配制定员制作调整质地膳食），尽可能地满足营养需求。

2.当调整质地膳食无法满足患者营养需求，给予调整质地肠内营养制剂进行营养支持。

3.当存在严重误吸、经口进食量过少，制定管饲营养支持方案，并指导护士进行管饲操作。

4.管喂有禁忌证、不可耐受，或仍然不能达到营养目标时，根据照护目标和患者家属意愿，和医生一起制定肠外营养方案。

5.指导护工记录饮食的摄入，观察营养治疗的效果和不良反应。

6.教授家属食物制作和选择的方法。

7.给予患者和家属吞咽障碍风险教育。

# 五、临床药师

（一）评估

1.评估是否使用吞咽障碍高风险药物。

2.药物服用的方法是否适宜。

3.了解患者入院前的用药情况。包括精神药物的使用；精神状况异常的发病时间和病程；酒精等物质依赖状况。

4.评估有无潜在或已经出现的药物副作用。

## （二）干预

检查患者的药物清单，和医生讨论药物治疗方案，尽量减少增加吞咽障碍的药物，根据吞咽障碍的程度，推荐适合的药物剂型和给药方式。

# 六、社会工作者

评估吞咽障碍患者合并的其他失能、社会交往问题、就餐问题，协助链接照护资源，如社区居家服务项目。

# 七、其他学科成员

1.放射科医生，必要时在语言治疗师或老年科医生协助下进行吞咽造影检查。

2.耳鼻喉医生，必要时对患者进行软式喉内窥镜吞咽功能检查。

3.针灸治疗师，必要时进行针灸治疗吞咽障碍。

（陈　茜　任　静　景小凡　杨梦璇）

附录 2-6-1　EAT-10 吞咽筛查量表

| 问　题 | 严重程度 | | | | |
|---|---|---|---|---|---|
| | 无 | 轻度 | 中度 | 重度 | 极重度 |
| 1. 我的吞咽问题已经使我体重减轻 | 0 | 1 | 2 | 3 | 4 |
| 2. 我的吞咽问题影响我在外就餐 | 0 | 1 | 2 | 3 | 4 |
| 3. 我吞咽液体食物费力 | 0 | 1 | 2 | 3 | 4 |
| 4. 我吞咽固体食物费力 | 0 | 1 | 2 | 3 | 4 |
| 5. 我吞咽药片（药丸）费力 | 0 | 1 | 2 | 3 | 4 |

**续表**

| 问　题 | 严重程度 | | | | |
|---|---|---|---|---|---|
| | 无 | 轻度 | 中度 | 重度 | 极重度 |
| 6.我吞咽有疼痛 | 0 | 1 | 2 | 3 | 4 |
| 7. 我的吞咽问题影响我享用食物的快感 | 0 | 1 | 2 | 3 | 4 |
| 8. 我吞咽时有食物卡在喉咙里 | 0 | 1 | 2 | 3 | 4 |
| 9.我吃东西有时会咳嗽 | 0 | 1 | 2 | 3 | 4 |
| 10.我吞咽时感到紧张 | 0 | 1 | 2 | 3 | 4 |
| 总分 | | | | | |

　　结果判断：0 分无障碍，10 分严重障碍，总分在 3 分及以上视为吞咽功能异常。均应该到专业医疗机构咨询或者就诊，进一步按照需要评估、诊断、治疗。

### 附录 2-6-2　洼田饮水试验操作流程

**1.检查方法**

患者端坐，让其用自然速度喝下30 ml温开水，观察所需时间和呛咳情况

1级（优）：能顺利地1次将水咽下，无呛咳

2级（良）：分2次及以上吞咽将水饮完，但不伴随声音嘶哑或呛咳

3级（中）：只需一次吞咽动作即可将水全部咽下，但伴有声音嘶哑或呛咳

4级（可）：分2次以上吞咽将水饮完，同时伴有声音嘶哑或呛咳

5级（差）：频繁呛咳，不能全部咽下30 ml水

**2.评定结果**

正常：1级，5秒之内

可疑：1级，5秒以上或2级

异常：3～5级

# 参考文献

［1］窦祖林. 吞咽障碍评估与治疗［M］. 第 2 版. 北京：人民卫生出版社，
2017，666.

［2］韩维嘉. 上海地区住养护机构老年人吞咽障碍及营养风险调查研究［M］.
全国肠内肠外营养学术会. 2011.

［3］Martino R，Foley N，Bhogal S，et al. Dysphagia after stroke：incidence，diag-
nosis，and pulmonary complications［J］. Stroke，2005：2756-2763.

［4］中国吞咽障碍康复评估与治疗专家共识组. 中国吞咽障碍评估与治疗专家
共识（2017 年版）［J］. 中华物理医学与康复杂志，2017（12）：881-
892.

［5］Chen PM，Doctor，Chuang CMR，Lecturer N，et al. Systematic review and
meta-analysis of the diagnostic accuracy of the water swallow test for screening
aspiration in stroke patients.［Miscellaneous Article］［J］. J Adv Nurs，
2016（11）：2575-2586.

［6］Marik PE，Kaplan D. Aspiration pneumonia and dysphagia in the elderly［J］.
Chest，2003（1）：328-336.

［7］. Scottish Intercollegiate Guidelines Network（SIGN），Management of patients
with stroke：identification and management of dysphagia. A national clinical
guideline［M/OL］. Edinburgh （Scotland），2010，42［2020-09-05］
https://www.sign.ac.uk/media/1057/sign119.pdf.

［8］Boltz M，Capezuti E，Fulmer T，et al. Evidence-based geriatric nursing proto-
cols for best practice.，4th ed［M］. New York，NY，US：Springer Publishing
Company，2012：453-468.

［9］Maarel-Wierink CDvd，Vanobbergen JNO，Bronkhorst EM，et al. Risk Factors
for Aspiration Pneumonia in Frail Older People：A Systematic Literature Review
［J］. J Am Med Dir Assoc. 2011（5）：344-354.

［10］Maarel-Wierink CDvd，Vanobbergen JNO，Bronkhorst EM，et al. Risk Factors for Aspiration Pneumonia in Frail Older People：A Systematic Literature Review［J］. J Am Med Dir Assoc. 2011（5）：344-354.

［11］窦祖林，郭铁成. 中国吞咽障碍评估与治疗专家共识（2017 年版）［J］. 中华物理医学与康复杂志，2018（1）：1-10.

［12］窦祖林，孙建琴. 吞咽障碍膳食营养管理中国专家共识（2019 版）［J］. 中华物理医学与康复杂志，2019（12）：881-888.

# 第七章
# 多重用药

多重用药（polypharmacy）指同一名患者同时使用了多种药物治疗。目前对于多重用药的药物最低种类定义仍存在较大差异，但通常认为同时使用5种以上药物即为多重用药。多重用药中除了处方药物外，还应包括非处方药物、中药和保健品。多病共存是老年患者常见多重用药的主要原因。用药数目的增加与药物不良反应（adverse drug event，ADE）的风险增加、住院次数增加、躯体和认知功能减退等不良结局独立相关。多重用药是导致老年人股骨颈骨折的独立危险因素，特别是与跌倒相关的药物（如中枢神经系统兴奋剂等），老年人的用药种类数是骨折发生可能性的重要影响因素之一。由于老年人药代动力学的改变，对药物清除的能力降低，导致老年人更容易出现药物不良反应，并且这种风险随着用药总数的增加而增高。多重用药增加了"处方瀑布链"发生的可能性。当发生药物不良反应时常常会被误解为老年患者出现新的疾病情况，大多数临床医生会处方新的药物来治疗新出现的临床问题，这就导致了"处方瀑布链"的发生，并形成恶性循环。ACE单元收治的衰弱老年人，是多重用药的高危群体，也是发生各种不良事件高风险的群体。反复评估多重用药的合理性是照护评估的主要内容之一，后者是成功的ACE单元的要素之一。

# 第一节　评估方法

在适当的时机对老年患者所用药物的合理性重新考虑是十分重要的健康管理措施。这个过程称为用药评估。用药评估指的是收集和重新整理患者所有的药物清单，根据老年患者现有的疾病情况，充分考虑患者的预期寿命及其治疗目标，最后决定一个新的处方。

## 一、用药评估的时机

进行用药评估的时机如下：

1.至少每年一次常规用药评估。

2.健康状况显著变化时，包括新发疾病或功能状况明显变化，例如由于急性问题收治入ACE单元。

3.患有多种共病，调整其中一种疾病的治疗方案时。

4.怀疑出现药物不良反应时。

5.更换医疗机构或照护机构，例如新入院，从居家养老转入机构养老等。

通过用药评估改善多重用药合理性是ACE单元照护评估中的主要内容之一，通过每天的医疗查房、临床药师的用药审查、多学科会议分享讨论来实现。

## 二、老年患者用药合理性的评估工具

不少国家都根据各地区的研究数据制定了筛查老年人不恰当用药的标准，中国也于2018年发布了《老年人多重用药安全管理专家共识》，于2019年发布了《中国老年人用药管理评估技术应用共识（草案）》。美国老年医学会（American Geriatrics society，AGS）制定的Beers标准和欧洲的STOPP/START标准是研究最多、最受公认的老年人多重用药评估工具。美国老年医学会的Beer's标准于2019年进行了最新的更新，该标准适用于除了姑息治疗以外的绝大多数医疗机构老年患者的不恰当用药的筛查。

Beers标准的主要目的是提高临床医生药品处方质量，评估老年人群药物使用合理性，教育临床医生和患者合理用药，评估患者健康和不良预后、照护质量及医疗费用等。它从五个方面罗列了老年患者中容易出现问题的药物，这五个方面包括：①在老年患者中应绝对避免使用的药物；②药物与疾病之间的相互作用；③慎用药物；④药物与药物之间的相互作用；⑤根据患者肾功能情况应调整的药物。在修订指南时，根据市场及实际临床应用情况剔除已经淘汰或不常使用的药物。2019年Beers标准的部分更新点包括：70～80岁的老年人，慎用阿司匹林进行心血管疾病及结直肠癌的一级预防；对新型口服抗凝药（new oral anticoagulant，NOAC）在老年患者中的应用做了警示，鉴于胃肠道出血风险，≥75岁静脉血栓或房颤患者应慎用利伐沙班；新版标准增加了允许使用喹硫平、氯氮平、阿立哌唑及匹莫范色林（pimavanserin）等抗精神病药用于帕金森病患者的循证依据；更新版增加了华法林的药物相互作用的种类，指出应避免大环内酯类（阿奇霉素除外）、复方磺胺甲噁唑及环丙沙星与华法林联合使用；对射血分数降低的心衰患者，不建议处方非二氢砒啶类钙拮抗剂；对于有跌倒或持续骨折风险的老年人，慎用5-羟色胺和去甲肾上腺素再摄取抑制剂。

临床医生需要明确，Beers标准是基于证据的基本工具，应该用作老年人用药的指导，但它并不意味着取代临床判断或患者偏好、管理目标和需求。Beers标准中的不恰当用药并非是绝对不恰当，在使用Beers标准过程中应仔细阅读细节。临床医生应该将其作为对患者处方的基准，结合其他临床情况和利弊权衡，给老年患者提供更安全的药物或非药物治疗方案。

STOPP/START标准是在欧洲广泛应用的筛查标准，STOPP标准所纳入的药物主要是与老年患者不良药物事件有显著相关性的药物，而START标准纳入的多为老年人中应警示的"正确"治疗。2015年第2版STOPP/START标准一共纳入了114种药物，其中80种药物属于STOPP标准，34种属于START标准。与Beers标准比较，STOPP/START标准更简略，但是否均适合中国老年人的情况，尚待研究验证。


# 第二节　干预要点


多重用药的管理包括用药合理性评估、合理地处方新药物及减停不合理用药三个主要内容。在ACE单元照护的急性期阶段，多重用药管理有其不同于长期照护阶段的特殊性。本节分述多重用药的管理原则。

## 一、老年患者用药合理性的评估步骤

第一步，尽可能完整地收集患者目前用药信息、既往用药信息。处方药、非处方药（OTC）、维生素和任何草药或其他类型的补充剂均属于需要收集信息的药物。详细询问和记录每种药物的用途以及怎样和何时开始服用这些药物，何时停用，为什么停用，服用后症状改善及药物不良反应为全面不遗漏地收集用药信息，可采用棕色口袋技术（让患者将所有使用的药物装在口袋里带给医生），可能需要向知情人采集信息，可能需要查阅患者既往就诊资料。

第二步，根据病史、查体、辅助检查、既往药物处方、既往医疗文书，了解疾病诊断，并对其可靠性做出判断。可疑诊断需要反复追问病史，包括就医经过。

第三步，评估可能存在的药物不良反应。检查患者有无潜在的感染和代谢改变。任何新的主诉或病情变化，包括躯体、认知或情感等方面的症状，都应该考虑是否存在药物之间的相互作用和药物不良反应。

第四步，判断用药合理性。从以下十大方面考虑目前用药是否合理。

1.患者是否具有用药指征？

2.对于患者所患疾病，处方的新药是否有效？

3.给药的剂量是否正确？

4.给药方法是否正确？

5.给药的方法是否具有可操作性？

6.在临床实践中是否存在明显的药物-药物之间的相互作用？

7.在临床实践中是否存在明显的药物-疾病之间的相互作用？

8.是否存在不必要的重复给药?

9.药物治疗疗程是否合理?

10.和其他有相同治疗效果的同类药物相比,其费用是否最便宜?

## 二、老年人处方药物的一般推荐原则

1.全面评估老年患者的疾病状态,明确①可能有利的药物治疗有哪些?②可能存在副作用的药物治疗有哪些?③对该患者而言,可能影响药物治疗效果的因素有哪些?

2.尽可能采用非药物治疗方案来控制患者的症状,尤其是疼痛、精神行为异常等症状。

3.了解处方药物的药理学作用。

4.考虑每一位患者的临床状态是否影响药物的药理作用。

5.避免会导致不良药物相互作用的处方。

6.对于主要通过肾脏排泄的药物或其活性代谢产物,应根据公式计算患者随年龄增加导致的肾功能改变而调整药物剂量。

7.需要滴定剂量的药物,要从小剂量或低于普通成人起始剂量开始,逐渐增加药物剂量。

8.在老年人群中易发生中毒的药物,应谨慎选用,或监测血药浓度。

9.给老年患者处方药物时,应特别关注患者的认知障碍、听力下降、视力下降对服药依从性的影响,选择适当药物以提高依从性。

10.经常评估老年患者的用药依从性、药物疗效、副作用,及时调整药物治疗方案。

## 三、急性期多重用药管理的特殊注意事项

1. 应遵循"就重避轻，救急避缓"原则。为减少用药数量，减少药物相互作用，在制定整体方案制定时，本次入院的主要问题、严重问题的用药优先，与远期预后相关，对目前症状控制和风险预防关系不大的药物可以暂停。

2. 入院时和整个治疗过程中，所有新发症状、体征，均应考虑到药物不良反应、药物相互作用、药物–疾病相互作用的可能性。

3. 病情复杂患者的多重用药管理强烈建议由临床药师和临床医生共同进行。

4. 急性期患者用药评估的频率应该每天1次。

## 四、衰弱老年人减停药物临床思路

衰弱老年人收治入ACE单元，需要重新评估总体药物治疗方案。除了上述急性期需要考虑的特殊事项，对老年人的长期用药进行重新评估和调整也是ACE单元的必要工作。老年人衰弱状况越严重，药物不良反应越容易发生，患者从药物中的获益越小。由于衰弱提示预期寿命减少，药物治疗对结局的影响和不良反应的权衡显得非常重要。衰弱老年人药物治疗需要考虑的临床结局除了和年轻人类似的结局指标（如死亡率、远期并发症发生率等）以外，还需要考虑维持和促进功能的结局指标（躯体功能、日常生活能力的维持、认知功能、独立在家生活的能力等）。在生命的晚期阶段，功能相关结局的重要性不低于甚至高于远期结局。这一认识是衰弱老年人多重用药管理的基础之一。衰弱老年人的多重用药管理核心是减少或停用不必要的用药。加拿大BC指南提出的衰弱老年人多重用药管理的路径为实践提供了很

好的临床思路（图2-7-1）。

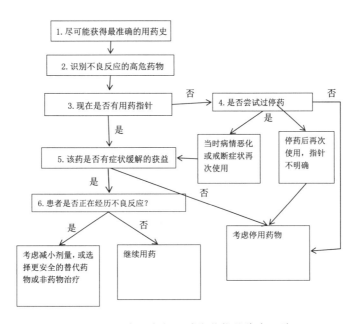

图 2-7-1　衰弱老年人减停药物的临床思路

（资料来源：Frailty in Older Adults – Early Identification and Management ［press release］. Canada：the Guidelines and Protocols and Advisory Committee （GPAC） 2017. https：//www2.gov.bc.ca/gov/content/health/practitioner-professional-resources/ bc-guidelines/frailty）

# 第三节　团队分工

## 一、老年科医生

1.从病史采集时开始尽可能收集患者用药信息，可能需要多次采集用药史，从临床药师及其他ACE团队成员分享的信息中获得患者既往和现在用药的补充信息。

2.评估患者用药依从性及偏好。

3.根据合理用药原则制定入院后药物治疗方案。

4.观察药物疗效，警惕并及早识别药物不良反应，识别药物–药物相互作用和药物–疾病相互作用。

5.在ACE会议上分享治疗方案，让ACE团队知晓新加或需特别关注的药物及可能出现的不良反应，从ACE多学科团队成员的分享中获得可疑不良反应的信息。

6.每天进行用药评估，权衡用药的获益和风险，根据疗效、不良反应、药物相互作用、患者偏好等，进行药物方案调整。

## 二、护士

1.确保药物准确及时按照正确的给药方法给药。

2.评估患者服药的依从性，及时发现患者有无误服、漏服、重复服药的情况。

3.通过宣教、照护者教育等手段，促进用药依从性提高。

4.在每日护理工作中，发现可疑药物不良反应，并及时分享给ACE团队，分享途径包括ACE会议时分享、单独通知医生和临床药师、ACE工作平台分享等。

5.整理出院药物清单，并对患者进行出院医嘱教育，保证患者回家服药的正确性、连续性和依从性。

## 三、临床药师

1.协助收集患者既往用药和当前用药信息，并及时分享给医生和

ACE团队。

2.和医生一起，每天进行用药评估。

3.核查有无药物剂量、给药频次、给药途径、配伍禁忌的药物。

4.发现有无重复用药、明显药物–药物相互作用、药物–疾病相互作用的药物。

5.通过访视患者及ACE及会议信息分享及早识别因药物不良反应或药物副作用引起的新的临床症状。

6.及时向主管医生报告药物使用不合理、用法错误、药物不良反应等信息，并进行处方干预。

7.协助护士对患者进行药物使用的说明和解释工作。

8.帮助医生、护士更新药学知识。

## 四、其他学科成员

1.ACE单元的所有成员，均应在照护过程中观察服药依从性并给予促进依从性的宣教。

2.ACE单元的所有成员，均有责任对可疑药物不良反应进行观察，并及时分享给ACE团队。

（莫　莉）

# 参考文献

［1］Poudel Aa，b，Peel NMc，Nissen LMa，b，et al. Adverse Outcomes in Relation to Polypharmacy in Robust and Frail Older Hospital Patients（Article）［J］. J Am Med Dir Assoc，2016（8）：767（e9–e13）.

［2］Fick DM，Semla TP，Steinman M，et al. American Geriatrics Society 2019 Updated AGS Beers Criteria® for Potentially Inappropriate Medication Use in Older Adults［J］. J Am Geriatr Soc，2019（4）：674–694.

［3］O'Mahony D，O'Sullivan D，Byrne S，et al. STOPP/START criteria for potentially inappropriate prescribing in older people：version 2（vol 44，pg 213，2015）［J］. Age Ageing，2018（3）：489.

［4］Hanlon JT，Schmader KE，Samsa GP，et al. A method for assessing drug therapy appropriateness［J］. J Clin Epidemiol，1992（10）：1045–1051.

［5］BCGuidelines.ca.Frailty in Older Adults–Early Identification and Management［S/OL］. https：//www2.gov–bc.ca/gov/content/health/practitioner–professional–resources/bc–guidelines/frailty.

第八章

# 药物不良反应

药品不良反应（adverse drug reaction，ADR）指合格药品在正常剂量下，出现的与治疗目的无关的有害反应。老年人多病共存、多重用药，不良反应发生风险高。在治疗过程中，对老年患者常规进行药物不良反应风险评估和筛查，"动态"调整用药方案，可以减少不良反应的发生。收治入ACE单元的老年患者因急性疾病期需要新增加药物种类，合并慢病、老年综合征等因素，短期内治疗药物需求增加，药物不良反应更易发生。这一阶段药物不良反应临床表现和急性疾病或老年综合征的临床症状相互掺杂，大大增加了辨识和处理的难度。减少或避免药物不良反应，是ACE单元的基本目标——减少住院相关不良事件的内容之一。

在老年人群中，药物不良反应可能表现出有以下特点：①较年轻人群更为常见；②发生原因较复杂，如生理功能衰退或器官病理变化导致药物代谢动力学和药物敏感性改变，多重用药导致药物相互作用增多等，均可诱导不良反应发生；③不同老年人对同种药物的敏感性可能不同，受性别、年龄段和老年状态的影响，如抗抑郁药舍曲林，老年男性比女性更敏感，可能需调整起始剂量；④药物不良反应易与老年综合征或急性疾病的表现混淆，如食欲减退可能是感染的表现，也可能是喹诺酮的不良反应，苯二氮䓬类药物不良反应表现为跌倒、认知功能障碍等；⑤多重用药中的不同药物可能导致同一不良反应，其叠加效果远强于单一药物所致的不良反应。另外，药物不良反应的发生具有随机性和不确定性，可能贯穿整个治疗和预后过程，停药后仍可能发生。

药物不良反应对老年人功能造成不同程度损害，甚至导致病情加重或延长、危及生命等，同时，药物不良反应是可预防或减少的住院不良事件。实施多重用药的评估（见第二篇第七章），在全诊疗过程中筛查、及时识别药物不良反应并调整治疗方案，对减少或避免急性期老年患者药物不良反应尤为重要。

本章重点介绍老年患者人群药物不良反应的评估方法和处理要点。

# 第一节　评估方法

药物不良反应的评估方法包括不良反应的正确判定和筛查。老年人药物不良反应表现因个体差异大，易与急性疾病期新增疾病、症状和老年综合征表现混淆，故其评估强烈推荐由有临床经验的老年科医生和临床药师共同进行。ACE单元的老年医学多学科团队对药物不良反应的识别具有积极的作用。

# 一、药物不良反应的判定方法

药物不良反应评估内容包括：导致药物不良反应发生的可疑药物的判断、性质和严重程度的识别。

1. 可疑药物的判断

患者一旦发生不良事件，应首先与临床医生共同辨别引起原因，排除其他因素确定为药物引起后，再筛查患者使用药物中的可疑药物，判断可疑药物与药物不良反应的发生的相关性，通常采用药物不良反应关联性评价完成，包括5个条目，详见表2-8-1。前4个条目中，4个均为"是"，则判定为"肯定"；3个为"是"，则判定为"很可能"，2个为"是"，则判定为"可能"。

表 2-8-1　可疑药物与不良反应关联性评估

| 药物不良反应关联性评价 | |
| --- | --- |
| ① 用药与不良反应/事件的出现有无合理的时间关系 | □是，□否 |
| ② 反应是否符合该药已知的不良反应类型 | □是，□否 |
| ③ 停药或减量后，反应是否逐渐消失或减轻 | □是，□否 |
| ④ 再次使用可疑药物是否出现同样反应/事件 | □是，□否 |
| ⑤ 反应/事件是否可用并用药的作用、患病病情的进展、其他治疗的影响来解释 | □是，□否 |

2. 药物不良反应性质的识别

不同的药物、用法用量引起的不良反应临床表现和严重程度不同，故在明确引起药物不良反应的药物品种后，应识别药物不良反应的类型，以便临床采取相应的措施进行干预。根据药物不良反应的性质，分为以下几类，详见表2-8-2。

表 2-8-2　药品不良反应的性质分类

| 药物不良反应性质 | |
|---|---|
| 1.副作用 | 正常用法用量下出现的与药品药理活性相关，但与治疗目的无关的作用 |
| 2. 毒性反应 | 因老人病理、生理状态或药物相互作用，药物在治疗量时造成机体的损害 |
| 3.后遗效应 | 药物代谢后浓度＜最低有效浓度或停药后残存的药理效应 |
| 4.首剂效应 | 老人第一次服用药物时引起的不可耐受的强烈反应 |
| 5.继发反应 | 因药物治疗作用引起的不良后果 |
| 6.特异反应性 | 因先天遗传因素导致与药物本身药理作用无关的有害反应 |
| 7.依赖性 | 老人长期用药产生的对药物心理上或生理上的依赖状态 |
| 8.停药综合征 | 老人长期使用某些药物后，突然停药或减量过快，导致病情或临床症状出现反跳回升或病情加重 |
| 9.致癌、致畸、致突变作用 | 药物导致的三种特殊毒性 |

**3. 药物不良反应严重程度的分级**

WHO对药物不良反应严重程度分为Ⅰ、Ⅱ、Ⅲ、Ⅳ级。Ⅰ级为严重不良反应，可致命或有生命威胁需立即停药或紧急救治，或不良反应持续一月以上，Ⅳ级为轻微不良反应，病人可耐受，无须停药或减量，一般不需处理或对症处理后即可恢复。为方便临床快速地识别老年人药物不良反应的严重程度和实施有效的干预，在WHO药品不良反应严重程度分级标准的基础上，进行更详细地划分，详见表2-8-3。

#### 表2-8-3 药品不良反应严重程度评估表

药品不良反应严重程度分级

| | |
|---|---|
| 1级 | 引起老年人不适，但未影响功能，无须停药或改变药物剂量 |
| 2级 | 引起老年人不适，但通过非药物干预即可缓解，无须停药或改变药物剂量 |
| 3级 | 引起不适且不能耐受，需要减少可疑药品的剂量 |
| 4级 | 引起不适且不能耐受，可无须停药，但需用其他药物治疗不良反应，且治疗后好转 |
| 5级 | 停药，停药后好转 |
| 6级 | 停药，停药后需其他药品治疗不良反应，且治疗后好转 |
| 7级 | 经药物治疗后不良反应未见好转，致原患疾病延长或加重 |
| 8级 | ADRs造成严重或永久性损害，或转至重症监护室 |
| 9级 | 危及老年人生命或造成死亡 |

## 二、药物不良反应的筛查

按药物不良反应筛查范围分类，分为筛查可疑药物、判断不良反应的性质和严重程度，按筛查的时间分类，分为事前筛查和事后筛查。因老年患者的多重用药，药物相互作用导致的不良反应风险增加，多数药物通过CYP450代谢，药物间同样存在相互竞争和抑制关系，导致药物浓度降低或增高，故药物不良反应的筛查应贯穿治疗始终。

1. 药物不良反应的事前筛查

药物不良反应事前筛查的目的预防或减少不良反应的发生。主要内容是对患者入院前、后情况收集，包括在家用药史、用法用量、饮食习惯，入院后用药情况和其他干预手段的收集，预判药物不良反应发生的可能性，制定相应的干预措施。筛查要点如表2-8-4所示。

表2-8-4 药物不良反应的事前筛查

| 条目 | | ADR风险评估内容 |
|---|---|---|
| 入院第一天 | | |
| | 在家用药史（西药） | 询问疾病史、药品名称、种类、数量，评估是否有多重用药或重复用药等 |
| | 在家用药史（中成药） | 询问疾病史、药品名称、种类、数量，评估安全性的高低或与是否西药存在相互作用 |
| | 在家用药史（保健品） | 询问保健品名称、种类、数量，评估是否存在引起ADR或相互作用的活性成分 |
| | 药物用法、用量 | 评估是否存在长期错服、误服的现象，及可能导致的ADR |
| | 用药疗程 | 询问所有药物使用时间，尤其是精神类药品、NSAIDs等，评估长期用药可能引发的ADR |
| | 饮食、生活习惯 | 重点询问饮酒史、吸烟史 |
| 入院后 | | |
| | 当前药物治疗方案 | 评估是否有多重用药、药物–药物相互作用、药物–疾病相互作用及ADR发生风险高低 |
| | 治疗药物的用法、用量 | 评估用药剂量、频次引起ADR风险的高低 |
| | 患者的肝、肾功能 | 评估是否影响药物的代谢、排泄，即体内药物浓度 |
| | 自行服用的药物 | 评估是否影响当前用药方案，如药物相互作用等 |
| | 肠外营养制剂 | 评估是否可能引起不良反应 |
| | 康复训练 | 评估康复过程中是否可能增加ADR发生风险 |

## 2. 药物不良反应的事后筛查

药物不良反应事后筛查的目的为处理已发生的不良反应。主要是筛查引起患者不良反应的药物和原因，以确定不良反应的处理措施。筛查要点如表2-8-5所示，其中条目1、2、3分别根据表2-8-1、表2-8-2和表2-8-3判断。

表 2-8-5 药物不良反应事后筛查

| | ADR筛查条目 | |
| --- | --- | --- |
| 1 | 引起ADR的可疑药物为： | |
| 2 | ADR的性质为： | |
| 3 | ADR的严重程度为： | |
| 3 | 是否因剂量问题引起的ADR | □是，□否 |
| 4 | 是否因用法（给药途径、速度等）不当引起的 | □是，□否 |
| 5 | 是否因多重用药引起的 | □是，□否 |
| 6 | 是否因重复用药引起的 | □是，□否 |
| 7 | 是否因药物相互作用引起的 | □是，□否 |
| 8 | 是否与用药疗程相关 | □是，□否 |
| 8 | 是否与饮食相关，如饮酒、抽烟等 | □是，□否 |
| 9 | 是否因患者用药错误（多服、错服等）引起的 | □是，□否 |

注：多重用药一般指药物品种数≥5种；重复用药指使用≥2种相同药理性质的药物。

## 3. 药物相互作用评估

药物相互作用（drug interaction，DI）是指患者同时或在一定时间内由先后使用两种或两种以上药物后所产生的复合效应，可使药效加强或副作用减轻，也可使药效减弱或出现不应有的毒副作用。作用加强包括疗效提高和毒性增加，作用减弱包括疗效降低和毒性减少。药物相互作用是多重用药患者药物不良反应重点排查的问题之一。药物发生概率随着多重用药的种类增加而增加，在肝肾功能损害的老年患者更容易发生。

药物相互作用发生的机制包括药效学的相互作用和药代动力学的相互作用。

药效学的相互作用是指药物合用时，一种药物改变了另一种药物的药理效应，但对血药浓度并无明显影响，而主要是影响药物与受体作用的各种因素。例如，呋塞米与地高辛同时使用，由于利尿排钾导致低血钾，增加了心肌细胞对洋地黄的敏感性，增加了心律失常风险；阿司匹林和氯吡格雷联用增加了出血风险等。

药物代谢动力学的相互作用发生在吸收、分布、代谢和排泄4个阶段。如在吸收阶段，复方α酮酸片和药用炭片同时服用，前者被后者吸附，大大减少了复方α酮酸片被肠道吸收。在分布阶段，药物与血浆蛋白结合可能发生竞争，例如，非诺贝特与华法林同时使用，前者竞争置换后者的血浆结合蛋白，导致华法林血药浓度升高，增加出血风险。代谢阶段的药物相互作用是最常见的，占药代动力学相互作用的40%。多数药物经肝脏CYP450代谢，代谢产物多失去活性。药物可以是酶的底物、酶的抑制剂或诱导剂。例如，氟康唑与地尔硫䓬同时使用，前者和后者分别是CYP450酶系中的3A4的抑制剂和底物，这就会导致地尔硫䓬被肝代谢失活减少，地尔硫䓬减慢心率的作用增强，可能发生心动过缓的不良反应。在排泄阶段，例如吲哚美辛使肾脏排除能力下降，导致锂盐血药浓度升高，容易发生相关不良反应。

网络工具、药物相互作用手册可帮助快速查询药物相互作用。

例如，美国印第安纳大学的药物相互作用查询网站（https：//drug-interactions.medicine.iu.edu/Home.aspx）；丁香用药助手的相互作用查询菜单；MIMS药物信息查询等。

# 第二节　干预要点

老年人群药物不良反应的干预以预防为主，发生不良反应后需及时调整治疗方案。预防药物不良反应，通过用药前评估和多重用药管理（见第二篇第七章）来实现。需要始终牢记老年患者的治疗方案是尽量少用药，仅开具必要的治疗药物，受益风险比应>1。此外，中西药合用的药物不良反应风险不容忽视，大部分中成药药物不良反应或相互作用的数据缺失，增加不良反应判定的难度，贯通中西医的临床医生也非常少见，故在临床用药中更应谨慎，减少不必要的中成药使用。

当药物不良反应不可避免或已经出现时，多学科团队应评估可疑药品的受益风险比及不良反应严重程度，制定药品不良反应的处理措施，并及时向患者及其家属沟通治疗的难度，结合患者和家属的价值观，以达成共识的照护目标权衡现有方案或拟实施方案的利弊，最后制定治疗决策。ACE单元的急性期照护中，药物不良反应是全程监测的重点，在预防、识别和处理药物不良反应的过程中，ACE多学科共同参与能够提高药物不良反应干预的效率和效果。

药物不良反应的干预要点总结于表2-8-6。

表 2-8-6　药品不良反应的干预措施

药物不良反应预防

| 评估内容 | 处方决策 |
|---|---|
| 在家用药评估 | 评估是否存在潜在的用药风险，并根据入院病情确定是否继续使用 |
| 在医院用药评估 | 1. 采用STOPP/START标准筛查是否存在不适宜用药，尽早停用不适宜用药 |
| | 2.根据患者生化指标、实验室检查结果等判断是否存在剂量不当 |
| | 3.评估是否存在药物相互作用，药物–疾病相互作用，必要时调整药物剂量 |
| | 4.评估是否在用药过程中，药物–食物存在相互作用，咨询临床营养师，共同制定用药和营养方案<br>5.处方新的药物之前，复习已有用药，并按照上述1～4点选择最适当的药物或更合适的非药物治疗方案 |

药物不良反应的处置

原则：首先评估可疑药品是否为临床必需，若非临床必需，则考虑停药处理。若为临床必需，则评估不良反应的性质和严重程度，制定相应的干预措施，具体如下

| 严重度 | 处置策略 |
|---|---|
| 1～2级 | 若患者可耐受，则无须停药或改变剂量，或通过非药物干预手段缓解 |
| 3级 | 调整可疑药品至安全剂量，或换用安全性更好的药物 |
| 4级 | 采用其他治疗药物对症处理，并监测不良反应转规情况 |
| 5～6级 | 立即停药，采用其他药物对症处理，并监测不良反应转规情况。若临床治疗所需，可考虑换用安全性更好的药物 |
| 7级 | 立即停药，采取积极的治疗措施 |
| 8～9级 | 立即停药，多科会诊或转至重症监护室等，进行积极救治 |

注：药品不良反应严重程度的评估详见表 2-8-3。

# 第三节　团队分工

## 一、老年科医生

1. 处方新药前，全面复习正在使用和近期使用过的药物，了解严重药物不良反应的用药史，考虑合理的新药处方。

2. 已发生不良反应时，鉴别不良反应发生的病因，评估药物清单，判断可疑药物，权衡临床受益风险比和制定下一步治疗方案。

3. 调整用药方案，尽量减少药物的种类和数量。

4. 在临床药师协助下，处方合理的药物的剂量和给药方式，或选择可替代且安全性较好的药品。

5. 对药物–疾病相互作用和药物–药物相互作用保持持续的警惕，在临床药师的协助下，评估临床受益风险比后，确定用药方案，必要时选择替代药物、避免用药或仅短期用药等。

6. 在临床药师和临床营养师的协助下，处方药物时考虑药物–食物相互作用，选择适宜的药物种类、剂型和剂量。

7. 出院前制定长期治疗方案，需考虑长期给药的药物不良反应风险，制定合理疗程，安全的门诊随访计划，或调整为更加安全的用药。

8. 对已发生的不良反应，在临床药师协助下及时采取停药和针对不良反应的救治措施。

## 二、临床药师

### （一）评估

1. 评估患者所有药物潜在的不良反应风险。

2. 评估是否存在老年人特殊潜在高风险药物，参考Beers标准、STOPP/START等工具。

3. 评估已发生不良反应的性质、严重程度、可疑药品及引起的不良后果对患者疾病和功能的影响。

### （二）干预

1. 与老年病医生共同参与，在患者入院时、出院前对患者入院前用药、出院药物治疗方案进行用药评估，筛查可能导致不良反应的药物，共同讨论制定合理用药方案。

2. ACE单元的治疗全程中，监测药物清单，发现用药剂量不适当、药物相互作用风险、药物配制或给药方法的不当、用药疗程不当等问题，及时通知医生或护士，调整用药方案。

3. 按照ACE单元的工作流程，定期床旁评估患者，充分利用ACE团队分享的临床信息，及早识别药物不良反应，及时分享给ACE团队，并给予医生药物治疗方案调整的建议。

4. 及时响应临床医生的用药求助，包括复杂情况下的药物选择、疑似不良反应的确定、不良反应的处理方案、必要的剂量调整等。

5. 家属教育和护工教育，教授药物的正确用法用量，避免人为用药错误；教授简单识别不良反应的方法，以便及时发现不良反应并处理。

# 三、护士

## （一）评估

评估用药过程中可能出现的不良反应。

## （二）干预

1. 在静脉用药配制过程中，注意药物是否发生沉淀、变色、混浊和结晶等现象，尤其在配制中成药时应仔细观察药液变化。若出现上述情况，询问临床药师处理办法。

2. 静脉给药过程中，发生不良反应，立即分析原因。若因滴速过快导致患者不适，应减慢滴速并观察患者不适是否缓解。不适缓解可以继续用药；若患者不适加重，应暂停静脉给药，立即告知主管医生。

3. 及时分享给ACE团队患者出现的疑似不良反应的表现。

4. 若高度疑似患者出现严重药物不良反应，护士有权暂停给药，并立即告知医生进行处理。

# 四、康复治疗师

## （一）评估

评估患者用药相关性跌倒、骨折等风险。

## （二）干预

1. 康复训练前，根据ACE团队分享的情况，或主动与医生或临床药师沟通患者是否服用影响康复训练的药物，可能在训练中发生跌倒等风险，如服用镇静催眠药。若有，应视患者实际情况制定康复训练，并采取一定的预防措施。

2. 及时向ACE团队分享患者在康复治疗中的表现，并考虑到是否与药物不良反应有关。

## 五、临床营养师

### （一）评估

1. 是否存在药物影响食物营养吸收。

2. 是否影响老年人的食欲及进食量。

3. 是否发生抗生素相关性腹泻（antibiotic associated diarrhea，AAD）。

4. 是否发生营养不良：参考ACE评估营养部分结果。

5 .根据患者个体化的特征，是否存在肠内、肠外营养制剂不良反应发生的风险。

### （二）干预

1. 和医生、临床药师一起讨论目前的治疗方案及用药情况，关注药物对吸收和食欲的影响，若发生营养风险或营养不良时，可考虑行个体化肠内营养治疗。

2. 若发生腹胀、腹泻或是便秘等情况，考虑抗生素相关性消化道不良反应，可查大便菌群比，发生菌群失调时，可启用相应的个体化营养治疗。

3. 和护士、家属合作，鼓励患者少食多餐，增加进食量，并为患者制定出个体化的营养指导方案，减少药物不良反应带来的营养风险；和陪护一起监测患者的进食量，根据患者耐受和进食量，调整营养干预方案。

4. 患者因肠内营养发生相关性不良反应，如腹泻等，及时调整制剂配方，必要时咨询临床药师进行药物干预。

5. 患者因肠外营养发生相关性不良反应，如高热、恶心和腹泻等，告知护士减慢给药速度，观察患者情况或评估患者状态改为肠内营养制剂。

（卢　　静）

# 参考文献

［1］中华人民共和国卫生部令第81号.药品不良反应报告和监测管理办法［C］.
　　中华人民共和国卫生部，2011.05.04.

［2］李利军，胡晋红，王卓，等.药品不良反应严重程度分级评分标准的制定
　　及药品不良反应严重度指数的应用［J］.药学服务与研究，2008（1）：9–13.

第九章

# 体重下降

　　体重下降（weight loss）是老年人群常见的现象。国外资料显示，65岁以上成人随访5～10年，15%～20%出现非自愿的体重下降。非自愿的体重下降与老年人的死亡率增加相关。在养老院居住者中，不论基础疾病是什么，体重下降都预示着死亡率增加。社区居住的老人3年之中体重下降5%就会使死亡率增加。基础体重越低的老人发生体重下降则死亡率增加越明显。老年人体重下降通常伴有老年人功能的下降，包括躯体活动能力、日常生活能力等。逐渐体重下降及伴随的近期乏力、行走困难、活动后气紧、心悸加重，是ACE单元入院的常见原因之一。在以其他原因入院的老年患者中，非自愿的体重下降也很常见。体重下降是老年人健康状况下降的信号之一。这一老年综合征需要多学科参与的长期管理方案。收治到ACE单元，是对患者进行体重下降评估和制定管理方案的适当时机之一。

# 第一节  评估方法

## 一、评估是否存在体重下降

体重在6～12个月内相比平常体重下降≥5%，在3个月内下降2%，被认为有临床意义。

体重下降的判定方法有两种：①有记录的体重下降；②以下三项标准中至少满足两项：a.衣服尺寸的改变；b.朋友或亲戚证实的体重下降；c.病人估计的体重下降。入院之后每周测量体重是常规的评估手段。应保证每次测量穿着衣物重量相当或扣除衣物重量，以免造成错误结果。询问去年同一月份的体重可以消除不同季节衣服重量差别大对体重估计的影响。

## 二、评估体重下降的原因

老年人体重下降的现象常见，原因繁多。除急慢性疾病以外，老年综合征是体重下降重要的常见原因。药物不良反应也是必须排查的原因。口腔问题和社会家庭问题对老年人体重的影响不容忽视。老年人体重下降的常见原因列于表2-9-1。导致入院的急性健康问题可能会加重体重下降。感染、脱水、急性疼痛、活动受限、谵妄状态均可导致体重短期内明显下降。需注意在不同场景和人群中，体重下降的病因分布可能会有显著不同。在以急性疾病或严重疾病为主要就诊原因的三级医院ACE单元，评估疾病导致的体重下降是重要的任务，在ACE单元中，对疾病进行全面的诊断也最具有条件和优势。而在社区和养老机构，体重下降的原因可能更多的并非严重疾病，而是老年综合征和社会支持问题。

表2-9-1　老年人体重下降原因分类

| | |
|---|---|
| 疾病 | 胃肠疾病（例如，消化性溃疡、缺血性肠病、炎性肠病、胰腺酶缺乏、GERD、慢性腹泻等） |
| | 内分泌系统疾病（例如，甲状腺功能异常、早期糖尿病、肾上腺皮质功能减退等） |
| | 感染性疾病（结核、其他慢性感染灶） |
| | 风湿性疾病（例如，风湿性多肌炎、类风湿性关节炎） |
| | 神经系统疾病（例如，阿尔茨海默病、血管性痴呆、帕金森病） |
| | 恶性肿瘤 |
| | 终末期器官功能衰竭（肾功能衰竭、慢性呼吸衰竭、心衰、肝衰竭） |
| 老年综合征 | 痴呆综合征晚期 |
| | 精神行为异常（例如，游荡、睡眠剥夺） |
| | ADL下降（备餐、购物等IADL下降，进食、平地转移等基本ADL下降） |
| | 吞咽障碍 |
| | 慢性疼痛 |
| | 抑郁、焦虑、其他影响进食的精神症状 |
| | 睡眠障碍 |
| | 慢性便秘 |
| 口腔问题 | 缺齿、口腔溃疡、唾液减少等 |

**续表**

| | |
|---|---|
| "治疗性"饮食处方 | 例如，低脂低热量饮食、糖尿病病饮食、低蛋白饮食等 |
| 药物不良反应 | 例如，地高辛、SSRI、茶碱、抗生素、二甲双胍、利那鲁肽等 |
| 社会家庭问题 | 经济问题 |
| | 居住地限制获得足够适当食物 |
| | 丧偶 |
| | 独居 |

　　ACE单元的常规老年综合评估已经包含了上述所有老年综合征、用药情况、社会家庭问题的信息采集。在病史采集和查体的过程中，除了对本次住院原因进行详细问诊以外，需要对体重下降的可能疾病的症状体征进行筛查。这些信息不需要在入院当天全部完成，但需要在ACE单元的照护过程中逐渐完善。在安排辅助检查时，不必对没有疾病症状体征线索的患者进行所有辅助检查，而是需要根据病史查体的线索倾向性进行针对性的辅助检查；对没有相关线索的患者，先进行基础的筛查项目，再根据检查结果进行针对性检查。可以参照图2-9-1的流程进行体重下降的原因筛查。

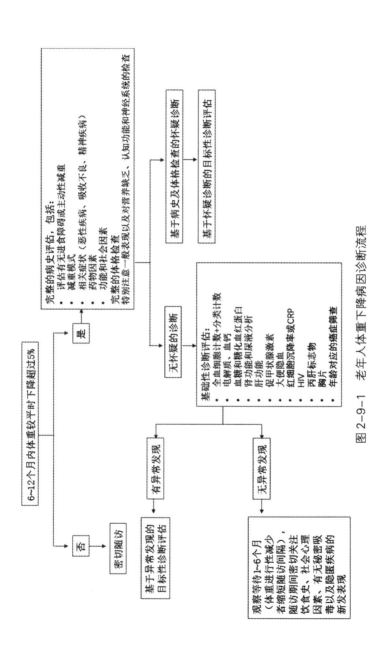

图 2-9-1 老年人体重下降病因诊断流程

（改编自：Unintentional weigh loss［Internet］. 2019［cited 2019-05-31］. Available from: https://www.uptodate.cn/contents/zh-Hans/approach-to-the-patient-with-unintentional-weight-loss?search=UNINTENTIONAL%20WEIGHT%20LOSS%20IN%20OLDER%20ADULTS&source=search_result&selectedTitle=2 ~ 150&usage_type=default&display_rank=2.）

### 三、营养不良的筛查

老年人体重下降与其营养状态密切相关，对体重下降的老年人应同时进行营养不良的筛查。营养不良的筛查方法见第一篇第三章第五节。

## 第二节　干预要点

老年人体重下降通常涉及多个原因，对体重下降的干预不是单一的治疗，而是一项个体化长期的管理方案。事实上，总体来说要逆转老年人的体重下降并非易事。但仍然有一些措施可以采用和尝试。

在ACE单元的短暂住院期间，体重下降的干预任务在于：①明确体重下降的所有原因；②制定导致体重下降的疾病的治疗方案；③制定老年综合征的管理方案；④调整药物治疗方案，减少药物不良反应；⑤尽力解决社会家庭问题；⑥建立长期管理的随访计划。

体重下降的病因疾病的治疗见相关专著。与体重下降密切相关的老年综合征包括吞咽障碍、日常生活能力下降、认知障碍及精神行为异常和情绪障碍，这些老年综合征的管理见本书相应章节。对于进食量明显低于需要量的老年人，除了治疗原发疾病，还需要进行促进进食的非药物干预措施，有时可以考虑促进食欲的药物。短期内可以考虑肠外营养支持，长期营养支持应该给予肠内营养。

## 一、促进老年人进食的一般性措施

1.取消或放宽限制性饮食医嘱。

2.提供随时可以加餐的点心。

3.增加餐次。

4.餐间补充肠内营养制剂。

5.让患者到病区的公共餐桌和他人共同进餐。

6.适当增加体力活动，及时介入康复治疗。

7.解决进餐的困难（如帮助采购、送餐、帮助备餐、辅助进食），在住院期间提供进餐协助理所应当，在ACE照护期间，还应尝试积极协助家属认识到老年人的进餐困难，提供足够的家庭支持，或联系能够提供进餐帮助的照护机构。

这些非药物措施的实施贯穿于ACE单元的多学科日常工作中，和其他老年综合征的干预原则和措施一致。

## 二、促进食欲的药物

促进食欲的药物不是增加进食量的首选。在老年人的食欲和进食量很少，并且是体重下降的主要原因的时候，结合患者的基础疾病情况，可以选择促进食欲的药物进行尝试，选择时需要权衡获益和风险。促进食欲的药物见表2-9-2。米氮平和甲地孕酮是最常用的药物。甲地孕酮的使用需要谨慎权衡获益和不良反应风险。对抑郁焦虑患者来说，食欲改善是情绪障碍改善的表现，抗抑郁药物也同时起到了改善食欲的作用。

表 2-9-2　常见食欲促进药物

| 药名 | 作用和用法 | 不良反应 |
|---|---|---|
| 甲地孕酮 | 一种孕激素制剂。研究显示能增加恶病质和厌食患者的体重。在肿瘤患者中显示出增加体重和改善生活质量的作用。研究提示在养老院居住者中，改善食欲和提高生质量的效果需要每天800 mg的剂量才能实现，而体重显著增加在连续服用3个月后才被观察到 | 水肿、心衰加重、对肾上腺糖皮质轴的功能损害、深静脉血栓风险增加、减弱运动锻炼对肌力和功能的改善 |
| 米氮平 | 一种抗抑郁药。较普遍用于老年人的体重下降。药物说明书报告使用者17%食欲增加，12%体重增加。痴呆患者中的研究发现治疗3个月较基线体重增加2 kg | >10%的不良反应包括：嗜睡（54%）、血胆固醇升高（15%）、口干（25%）、便秘（13%）等 |
| 胃促生长素（Ghrelin） | 一种内源性的生长激素促泌剂。研究显示能增加食欲和促进瘦组织增加。但研究很有限。在肌少症、恶病质和体重下降老年人中使用还有待验证安全性 | 恶心、眩晕、高血糖 |
| 屈大麻酚（Dronabinol） | 被显示能促进AIDS患者的食欲，但对肿瘤患者的效果不如甲地孕酮明显。在不能进食的Alzheimer's病老人中进行的很有限的研究显示能够改善厌食和行为问题。中国暂无此药物 | 神经系统副作用使其不能在大多数老年人中使用 |

（摘自：Arthur T Evans，R.G.，Unintentional weigh loss. 2019.available from：https：//www.uptodate.cn/contents/zh-Hans/approach-to-the-patient-with-unintentional-weight-loss?search=UNITENTIONAL%20WEIGHT%20LOSS%20IN%20OLDER%20ADULTS&source=search_result&selectedTitle=2 ～ 150&usage_type=default&display_rank=2 accessed by 2019-05-31）

## 三、营养治疗的基本方法

对营养不良或营养风险的患者进行营养治疗的方法见第一篇第三章第五节。

## 四、体重下降的长期干预方案制定

老年人体重下降是需要长期干预的健康问题。ACE单元的评估和干预是体重下降干预的急性阶段，也是制定长期干预方案的时机，体重下降的干预方案是ACE单元出院计划的一部分。在ACE单元的急性期治疗结束后，患者多数需要连续性的干预，才能对体重下降产生影响。这些长期干预包括慢性疾病的管理、与疾病状况相匹配的营养干预、持续的康复治疗干预和社会家庭支持的持续改善。ACE多学科团队，根据患者的个体情况，在出院前为患者制定老年医学门诊随访计划、临床营养门诊随访计划、康复医学治疗方案和随访计划；通过家庭会议对患者的病情、预后、营养状况、社会家庭支持改进方案与家属达成一致，并提供长期照护资源的信息。

# 第三节　团队分工

## 一、老年科医生

1.确认体重下降的病史和是否非自愿的体重下降。

2.通过病史采集和老年综合评估获得体重下降的病因线索。

3.结合病史查体和老年综合评估（尤其是认知评估和情绪状态的评估）的信息，对病因做出推断，并根据已有的病因线索安排必要的进一步辅助检查。

4.通过用药复习调整药物方案，尽量减少药物不良反应对食欲和体重的影响。

5.积极处理导致入院的急性疾病，尽早控制急性疾病。

6.对体重下降的原发疾病给予合理的治疗方案，并对预后进行估计。

7.和患者或家属讨论原发疾病及预后，达成一致的治疗或照护目标。

8.和临床营养师一起制定、调整营养干预计划。

9.通过医患沟通、患者教育等工作，促进非药物干预的实施。

10.谨慎选择促进食欲的药物，并观察效果，无效则应及时停用。

## 二、护士

1.获得准确的体重值和体重变化信息，身高测量。

2.实施营养状态的问卷筛查。

3.完成日常生活活动能力评估、家庭支持程度的评估、吞咽障碍的筛查。

4.通过患者家属教育、护工教育、就餐环境的改善、鼓励下床活动等，实施促进进食的非药物干预。

5.实施肠外营养治疗。

6.为需要管饲的患者安置胃管，实施管喂，对护工进行管喂的培训指导和监督，对家属进行管饲的教育。

7.和其他学科成员一起参加家庭会议，协助改善家庭支持。

8.实施认知障碍、谵妄和情绪障碍患者的精神行为症状的非药物管理策略，避免不良事件，改善精神行为症状及其对进食的影响。

## 三、临床营养师

1.确认体重下降的程度及时间。

2.通过营养评估，判定影响体重的因素，包括慢性疾病进展、急性疾病的打击、药物影响吸收和食欲、进食量低于需要量、食物营养成分不足、就餐环境不良、就餐的食物口味不佳影响食欲、无法获得足够的食物或无法备餐、情绪问题导致食欲下降和摄食减少等。在ACE多学科查房会上分享上述信息和判断结果。

3.判断是否存在营养不良，见第一篇第三章第五节。

4.和护士、家属合作，鼓励患者少食多餐，增加进食量，并为患者制定出个体化的营养指导方案。

5.和医生合作，开展个体化肠内营养治疗，若肠内营养治疗不理想，必要时可短期联合全合一肠外营养治疗。

## 四、康复治疗师

1. 评估基础疾病和急性疾病对进食和体重的影响，包括疾病消耗、器官功能障碍、疾病导致的活动受限和食欲下降、疾病相关的日常生活能力下降导致的备餐和进食困难等。

2. 评估体重下降的其他危险因素：是否存在躯体功能和认知功能障碍影响营养摄入，是否存在吞咽功能障碍影响进食，是否存在制动，影响食欲，是否存在家庭经济社会支持不足造成食物获得不足或无法正常进食，是否存在精神心理因素（社会隔离、抑郁、精神症状、偏执观念等）导致的进食不足和体重下降。

3. 进行运动功能和心肺功能状况评估、认知和执行能力评估，结合上述危险因素评估和ACE多学科分享的患者信息，确定可以康复治疗干预的因素，和家属及患者沟通，制定干预方案，包括ACE单元急性期照护期间的干预方案和出院前制定的长期干预方案。

4. 根据患者急性期的病情和基础体能状况，制定合理的体力活动方案，以促进食欲，提高体力。可选用基本的日常生活活动作为体力活动进行锻炼。

5. 对吞咽筛查阳性的患者或ACE团队高度怀疑吞咽障碍的患者，由言语康复治疗师进行吞咽评估，并根据问题进行相应的干预，具体见第二篇第六章。

6. 对进食能力下降的患者，由作业治疗师指导，进行上肢功能训练、进食相关的辅助器具适配，帮助患者达到独立进食的能力。

7.对家庭社会支持不足导致食物获取问题的患者，转介给社工，以解决因某些社会问题引起的营养摄入不足。

8.帮助患者整理每日的作业清单，筛查因作业活动安排不合理或是工具使用不恰当而导致的能量消耗的增加，通过作业治疗师专业技能重塑每日作业治疗活动或是改良工具，帮助患者节约能量，减少消耗。

9.有条件的情况下，作业治疗师通过和精神科、老年科医生合作，通过文娱训练（例如：插画、绘画、木工）、认知行为训练等改善患者的精神状态，增强进食的乐趣、减少因精神药物使用导致的体重下降，达到提高体重的目的；帮助患者寻找生活的乐趣，促进更积极、更主动的生活。需要指出这些治疗内容在急性期病情许可的情况下才能开展，且不影响ACE单元的出院计划，必要时作为急性期后或长期照护阶段的干预内容来安排。

## 五、临床药师

1.和医生一起进行用药评估，减少影响食欲与体重的药物。

2.协助医生在新处方药物时兼顾体重相关的副作用。

3.必要时协助处方促进食欲的药物。

## 六、社会工作者

1.评估社会家庭支持及其对进食和体重的影响。

2.组织或参加家庭会议，协助改善家庭社会支持。

3.通过访谈等干预措施改善精神心理状况。

4.必要时提供长期照护资源的信息。

（黄晓丽　冯冬梅）

# 参考文献

［1］Arthur T Evans，R.G.Unintentional weigh loss ［A/OL］.［2019-05-31］.
　　https：//www.uptodate.cn/contents/zh-Hans/approach-to-the-patient-with-
　　unintentional-weight-loss?search=UNITENTIONAL%20WEIGHT%20LOSS%20
　　IN%20OLDER%20ADULTS&source=search_result&selectedTitle=2 ~ 150&usag
　　e_type=default&display_rank=2.

［2］Morley JE. Undernutrition in older adults ［J］. Fam Pract, 2012（Suppl 1）：
　　I89-I93.

［3］Thomas DR，Ashmen W，Morley JE，et al. Nutritional management in long-
　　term care：development of a clinical guideline. Council for Nutritional Strategies
　　in Long-Term Care ［J］. J Gerontol A Biol Sci Med Sci，2000（12）：M725-
　　M34.

第十章
# 跌倒

　　跌倒（falls）是指突发、不自主的、非故意的体位改变，跌倒在地面或比初始平面更低的平面。按照国际疾病分类（ICD-10）对跌倒的分类，跌倒包括两类情况：一是从一个平面跌落至另一个平面；二是在同一平面的跌倒。跌倒是65岁以上老年人群伤害死亡的首要原因。

　　WHO报告显示，年龄在64岁以上的社区老年人每年跌倒发生率为28%～35%，年龄70岁或以上的为32%～42%。长期护理院的居住者每年约50%发生跌倒，部分国外研究显示住院老年患者跌倒风险高于社区。在住院老年人中，约有1%的跌倒会导致骨折，多达5%的跌倒可导致严重损伤。

　　跌倒并造成伤害是老年人入院的主要原因之一，也是ACE单元收治的常见病种之一。通常需要手术治疗的跌倒伤害会收入外科性科室，而其他几类患者会收入ACE单元：不需要手术的跌倒伤害、有手术反指针的跌倒伤害、跌倒伤害患者的围手术期、有跌倒潜在疾病诊治需要的患者。以非跌倒原因收入ACE单元的老年患者，部分具有较高的跌倒风险，在急性期住院期间，发生跌倒的可能性进一步增加。跌倒是ACE单元重点预防的住院相关不良事件之一。

# 第一节　评估方法

所有ACE单元收治的老年患者，均需采集跌倒病史、评估住院期间的跌倒风险，对存在跌倒风险的患者进行跌倒危险因素的评估并进行管理；因跌倒入院的患者，主要诊疗任务就是处理跌倒造成的伤害，评估跌倒的病因并进行干预。跌倒史是老年医学病史采集的基本内容。

## 一、跌倒史和住院期间跌倒风险筛查

对所有收治入ACE单元的患者常规询问1年内的跌倒史。1年内跌倒2次或以上，或发生过跌倒伤害，视为存在住院期间跌倒风险。

对所有患者常规进行跌倒风险的筛查。已有多个跌倒风险筛查工具用于急性照护的医疗场所，包括Morse跌倒量表、Hendrich Ⅱ跌倒风险模型、Schmid跌倒风险评估工具、St.Thomas风险评估工具（St. Thomas's Risk Assessment Tool，STRATIFY）以及Johns Hopkins医院跌倒风险评估工具。 Morse跌倒量表是其中较为常用的量表之一，被认为和临床判断最为接近，见附录2-10-1。该量表45分以上为跌倒高风险，25~45分为跌倒低风险。首次评估存在住院期间跌倒风险的患者需每周重复评估，所有患者在病情发生明显变化时均需要重新评估。评估发现住院跌倒风险，进一步进行跌倒危险因素评估，并尽早进行针对性的干预。筛查流程见图2-10-1。

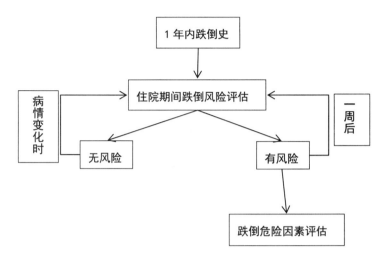

图 2-10-1　ACE 单元跌倒风险筛查流程图

## 二、跌倒危险因素评估

跌倒风险筛查阳性的患者，需要进一步进行跌倒危险因素的评估。在ACE单元中，需要评估的跌倒危险因素包括以下方面（表2-10-1）。

表 2-10-1　住院患者的跌倒危险因素

---

- 下肢肌力

- 平衡功能和步态

- 足部问题

- 视力和听力

- 日常生活活动能力

- 认知功能

- 多重用药和跌倒相关药品

- 低血压/体位性低血压

- 眩晕和头昏及其病因

- 神经系统疾病（帕金森病、多系统萎缩、中风或其后遗症）

---

上述危险因素评估融合在病史采集、查体、ACE常规的老年综合评估、用药评估、诊断复习的工作中。当患者存在跌倒风险时，这些由多学科分别完成的进一步评估的结果需要在ACE会议时分享和汇总，并由医生对跌倒危险因素做出总结。上述危险因素可能对患者来说长期存在，并非本次住院的急性问题，但仍然需要在ACE多学科查房会上总结这些危险因素，并在ACE照护中体现干预措施。上述危险因素评估中平衡步态的评估方法见附录2-10-2，2-10-3和2-10-4。

跌倒的外在危险因素指不安全的环境因素，例如照明不足、扶手缺乏、地面湿滑等。这些不良环境正是ACE单元的环境要求杜绝的。仍然应该持续监督确保病房环境的安全性，时时检查病房的不安全因素，例如卫生间及病房地面的液体，监护设施对患者的约束，病床床栏的不合理使用等。

## 三、跌倒患者的评估

对于已经发生跌倒的患者，需要进行仔细的问诊查体，收集跌倒病因的线索，并针对性地安排辅助检查以确定病因。老年患者跌倒的病因可能是多因素的。

## 1. 跌倒的病史采集要点（表 2-10-2）

### 表 2-10-2　跌倒患者的病史采集要点

---

- 既往跌倒史

- 药物（尤其是抗高血压药物和精神类药品）

- 患者对于跌倒发生的认识

是否知道即将跌倒或跌倒完全出乎意料

患者有没有跌倒或滑倒

- 跌倒时的环境

地点和时间

正在进行的活动

独自一人或有他人在场

目击者

跌倒与改变姿势、转动头部、咳嗽、小便、吃饭及服药的关系

- 先兆或伴随症状

头昏、头晕、眼花

心悸、胸痛、气短

突发局灶性神经系统症状（乏力、感觉减退、构音障碍、共济失调、神志不清、失语）

发作的预感

尿或大便失禁

- 意识丧失

跌倒后立即想到了什么

患者可以自行起身吗？

目击者证明是否失去知觉

---

（改编自：老年医学临床精要.第 7 版.天津：天津科技翻译出版有限公司，2017）

2. 跌倒的查体要点（表 2-10-3）

**表 2-10-3　跌倒的查体要点**

- 生命体征

体温、脉搏、呼吸、血压（卧位、坐位和立位）

- 皮肤

肿胀、苍白、外伤

- 眼睛

视力

- 心血管系统

心律失常、颈动脉杂音、主动脉瓣狭窄的症状、颈动脉窦敏感

- 四肢

退行性骨关节病、活动范围、畸形、骨折、足部问题（胼胝、踇趾滑囊炎、溃疡、不合适的鞋子）

- 神经系统

精神症状、局灶的体征、肌肉（无力、僵硬、痉挛）、深感觉、跟膝胫试验、静止性震颤、运动迟缓，其他不自主运动、步态和平衡的观察、起立行走试验

- 行走辅助工具是否安全

（改编自：老年医学临床精要 . 第 7 版 . 天津：天津科技翻译出版有限公司；2017）

## 四、跌倒的常见病因

老年人跌倒的常见病因列于表2-10-4。通过对跌倒患者的病史采集和查体，发现跌倒病因的线索，可以对病因诊断提供方向。医疗团队需要重点考虑以下常见病因。

表 2-10-4　老年人跌倒常见病因

| 意外事件 | 滑倒、绊倒 |
| --- | --- |
| | 环境危害因素和跌倒易感性增加的相互作用 |
| 晕厥 | |
| 猝倒症（突发意识丧失） | |
| 头晕和/或眩晕 | 前庭疾病 |
| | 中枢性神经系统疾病 |
| 体位性低血压 | 血容量不足或低心输出量 |
| | 自主神经功能紊乱 |
| | 静脉回流障碍 |
| | 卧床时间延长 |
| | 药物性低血压 |
| | 餐后低血压 |
| 药物相关原因 | 抗高血压药物 |
| | 抗抑郁药物 |
| | 抗帕金森病药 |
| | 利尿剂 |
| | 镇静剂 |
| | 抗精神病药 |
| | 降糖药 |
| | 乙醇 |
| 急性发作的疾病 | 心律失常 |
| | 主动脉瓣膜狭窄 |
| | 颈动脉窦过敏 |
| 神经系统疾病 | 短暂性脑缺血发作 |
| | 急性卒中 |
| | 癫痫发作 |
| | 帕金森病 |
| | 颈椎或腰椎病 |
| | 小脑疾病 |
| | 正常压力脑积水 |
| | 中枢神经系统肿瘤、硬膜下血肿等 |
| 泌尿系统疾病 | 膀胱过度活跃 |
| | 急迫性尿失禁 |
| | 夜尿 |

　　（改编自：老年医学临床精要．第 7 版．天津：天津科技翻译出版有限公司；
2017）

# 第二节　干预要点

在急性照护单元，跌倒常见且与严重并发症和死亡密切相关。针对患者跌倒危险因素的多因子干预可能是减少跌倒发生率的有效策略。ACE单元中跌倒干预的要点如下。

1. 治疗急性疾病和（或）跌倒病因

导致住院的急性疾病都可能引起乏力、疼痛、头昏、脱水、体位性低血压等症状，这些都增加了跌倒风险。中风、眩晕、各种原因导致的晕厥、急性的关节炎、尿便失禁等可能直接造成跌倒。睡眠紊乱、谵妄和其他精神症状增加跌倒风险。积极尽快控制急性疾病，能够减少跌倒风险。

2. 应对慢性疾病、老年综合征和功能障碍带来的跌倒风险

帕金森病、慢性骨关节炎、卒中后遗症、认知功能障碍、尿失禁、视力下降等患者，本身就存在跌倒高风险。在其他疾病急性期住院治疗时，这些患者因来到陌生的环境，更增加了跌倒的可能性。通过适当的维持用药、帮助患者适应病房环境的宣教、恰当的康复治疗或指导（例如平衡和力量训练、床椅转移的指导等）、辅助器具的使用、听力和视力障碍的改善（如确保患者佩戴眼镜和助听器）、认知障碍的正确照护方法以及日常生活能力的适当辅助等，有助于减少跌倒的发生。

3. 避免医源性不良事件

避免过度脱水造成低血压，避免医源性的低血糖，预防谵妄，通过反复的用药评估尽量避免或减少与跌倒风险相关的药物（例如，镇

静催眠药物），避免不必要的卧床医嘱等。需要注意的是，床栏或肢体约束不能用于预防跌倒，因为包括床栏在内的各种物理约束是导致老年患者卧床增加、活动受限、日常生活能力减退、平衡功能下降的不当措施，反而会增加跌倒风险。而床栏本身是下床动作的障碍，增加了跌倒的风险。

4. 尽早介入康复医学评估和治疗

这也是ACE单元的要素之一。康复治疗师对患者的肌力、步态、平衡进行详细的评定并给予针对性的训练治疗，对减少跌倒有重要作用。康复治疗的主要方法包括力量训练、平衡训练、辅助器具的使用等。

5. 改良病区环境

这是ACE单元的要素之一。这种环境布置的要点包括扶手、防滑地板、充足照明、合理动线（注：指空间结构所形成的重要活动路线）、高度合适的马桶和床等。

# 第三节 团队分工

## 一、老年科医生

1. 采集确认跌倒史。

2. 总结跌倒危险因素，并和多学科团队一起实施预防跌倒的照护措施。

3. 跌倒患者的病史采集和查体。

4. 评估多重用药，是否有导致平衡功能障碍的药物，评估药物合理性并做适当调整（包括种类和剂量）。

5. 根据病史查体和多学科评估的结果，必要时安排相应辅助检查，明确跌倒的原因。

6. 积极处理本次住院的急性问题。

7. 优化跌倒相关慢性疾病和老年综合征的治疗方案。

8. 避免增加跌倒风险的药物，避免约束医嘱或卧床医嘱。

## 二、护士

1. 跌倒风险筛查和危险因素评估，重点在于足部情况观察、视力听力、日常生活能力等老年综合征。

2. 病房病区环境危险因素评估和管理。

3. 对患者、家属、护工进行跌倒风险教育和管理方法的教育。

4. 鼓励及早下床活动，减少卧床，尽量避免物理约束（包括不必要的吸氧管、尿管、监护设备、输液管线等）。

5. 跌倒相关老年综合征的护理管理，包括尿失禁、认知功能障碍、精神症状、谵妄等，具体措施见相应章节。

6. 协助康复治疗师完成行走训练、肌力训练和平衡训练。

## 三、康复治疗师

1. 评估患者的跌倒危险因素，重点包括肌力、平衡、步态、关节活动度、认知功能、执行能力、跌倒相关疾病。

2. 根据患者急性疾病状态、认知功能、衰弱程度及ACE单元共同的照护目标，实施适当的康复治疗。

（1）肌力训练：主要包括抗阻力量训练、核心力量训练。

（2）平衡功能训练：从静态平衡到动态平衡，从坐位到站位，每日1~2次，根据患者情况循序渐进训练。

（3）协调功能训练：侧重于动作的灵活性，稳定性以及准确性训练，以肢体远端关节精细训练以及多关节共同运动控制为主。

（4）耐力及柔韧性训练。

（5）步行功能训练：从距离、速度、安全性方面改善步行能力，每天1次，每次20~30分钟。

3. 在ACE单元治疗的急性阶段，适当给予认知行为训练。

（1）改变日常生活活动的方式方法，教授安全的转移技巧，活动省力的技巧，优化活动方法。

（2）提供安全适宜的辅助器具，并对辅助器具的使用进行训练。

（3）提供患者转移、步行的相关安全教育。

（4）提高患者及家属对跌倒的关注程度，对自身的跌倒风险有较好的认识。

（5）纠正不良的生活做事习惯，例如起床的方式、快慢，做事缓急。穿防滑的鞋子等。

4. 跌倒后的处理教育，教授患者及家人跌倒后的处理方法和技巧，包括如何判定跌倒的严重程度以及不同严重程度的应对技巧，有运动障碍的患者（如帕金森病患者）跌倒后如何顺利起身等。

## 四、临床营养师

1. 评估是否发生营养不良。评估是否存在长期进食量不足或蛋白质食物摄入不足。

2. 评估是否存在肌肉减少综合征。

3. 和医生、护士、康复治疗师一起，进行个体化的营养治疗，延缓或改善老年患者肌肉质量、力量和功能状况。

4. 和护士、护工及家属一起，改变患者的进食量及进食习惯，少食多餐，增加进食量，尤其是增加富含亮氨酸或优质蛋白质的食物的摄入。

## 五、临床药师

1.和医生一起进行用药评估，找出成为跌倒原因或跌倒危险因素的药物，并共同调整药物治疗方案。

2.监测药物不良反应，提醒医生可能导致跌倒不良反应的药物。

（杨永红  曹  立）

### 附录 2-10-1  Morse 跌倒量表

| 项目 | | | 得分 |
|---|---|---|---|
| 1.过去3个月内的跌倒史 | 无 | 0 | |
| | 有 | 25 | |
| 2.存在2个及以上不同系统的医疗诊断 | 无 | 0 | |
| | 有 | 15 | |
| 3.使用行走辅助器具 | | | |
| 无/卧床休息/护士协助 | 无 | 0 | |
| 拐杖/手杖/助行器 | 有 | 15 | |
| 扶住墙或其他家具行走 | 有 | 30 | |
| 4.静脉输液治疗 | 无 | 0 | |
| | 有 | 20 | |
| 5.步态 | | | |
| 正常/卧床/轮椅 | 无 | 0 | |
| 虚弱无力 | 有 | 10 | |
| 功能障碍 | 有 | 20 | |
| 6.精神状态 | | | |
| 正确认识自我能力 | | 0 | |
| 高估自己能力/忘记自身能力受限 | | 15 | |
| Morse跌倒量表评分：0~24分（零风险）；25~45分，低风险；>45分，高风险 | | | |

评定方法：

1.项目1采用询问法。

2.项目2采用询问法和查阅病历资料获得。

3.项目3采用观察和询问患者行走时是否需要辅助用具。拐杖/手杖/助行器指入院时、入院前或评估人员判定需要使用三者之一。扶墙或家具行走指需要扶持固定的物体或需要人员扶持才能行走。

4.项目4静脉输液治疗指正在输液或有留置针。

5.项目5采用观察法。虚弱无力指能自行站立，但行走时小步态、弯腰或脚拖着走。功能障碍步态指各种神经性或非神经性的原因导致的步态障碍，或者勉强站立后低头、看地、下肢颤抖不能移步。

6.项目6需要通过和患者沟通交流中判定认知能力和依从性，能否正确判断跌倒风险。

### 附录 2–10–2　平衡功能测定方法举例

平衡是指在不同环境和情况下维持身体姿势的能力，平衡功能障碍与跌倒密切相关。老年人的平衡功能由于生理功能的退行性变化而下降，容易出现跌倒的情况。对老年人进行平衡功能评测，有助于及早发现障碍、对可能发生的危险情况进行预测并及时采取有效的预防措施。

### 1. 三级平衡评定法

观察法评估坐位及站位静态、自动、他动平衡能力以及反应性平衡。

| 静态平衡<br>（一级平衡） | 身体不动时，维持身体于某种姿势的能力，如坐、站、单腿站立、倒立、站在平衡木上维持不动 |
| --- | --- |
| 自动动态平衡<br>（二级平衡） | 在没有外界干扰的情况下，可以做相当的活动，维持运动过程中调整和控制身体姿势稳定性的能力 |
| 他动动态平衡<br>（三级平衡） | 当身体受到外力干扰而使平衡受到威胁时，人体作出保护性调整反应以维持或建立新的平衡，如保护性伸展反应、迈步反应等 |

## 2. Berg 平衡量表

平衡与步行能力关系密切，大量研究显示Berg平衡量表（BBS）与跌倒风险度具有高度相关性。检查工具包括秒表、尺子、椅子、小板凳和台阶，测试用椅子的高度要适当。

| 检查项目 | 指令 | 评分标准 | |
|---|---|---|---|
| 1.从坐到站 | 请站起来，尽量不用手支撑 | 无须手扶即能够独立地站起并保持稳定 | 4分 |
| | | 用手帮助能够独立地站起 | 3分 |
| | | 用手帮助经过几次尝试后能站起 | 2分 |
| | | 需要他人小量的帮助才能站起或保持稳定 | 1分 |
| | | 需要他人中等或较大帮助才能站起 | 0分 |
| 2.独立站 | 请在无支撑的情况尽量站稳2分钟 | 能够安全站立2分钟 | 4分 |
| | | 在监护下能够站立2分钟 | 3分 |
| | | 在无支持的条件下能够站立30秒钟 | 2分 |
| | | 需要多次尝试才能独立站立达30秒钟 | 1分 |
| | | 无帮助时不能站立30秒钟 | 0分 |
| 3.独立坐 | （后背无依靠，双足落地），双臂抱于胸前坐2分钟 | 能够安全端坐2分钟 | 4分 |
| | | 在监护下能够保持坐位2分钟 | 3分 |
| | | 能坐30秒钟 | 2分 |
| | | 能坐10秒钟 | 1分 |
| | | 没有支持不能坐10秒钟 | 0分 |

续表

| 检查项目 | 指令 | 评分标准 | |
|---|---|---|---|
| 4.从站到坐 | 请坐下 | 最小量用手帮助安全地坐下 | 4分 |
| | | 借助于双手能够控制身体的下降 | 3分 |
| | | 用小腿的后部顶住椅子来控制身体的下降 | 2分 |
| | | 独立地坐下，但不能控制身体下降速度 | 1分 |
| | | 需要他人帮助坐下 | 0分 |
| 5.转移 | 摆好椅子，让受检者转移到有扶手椅子上及无扶手椅子上。可以使用两把椅子（一把有扶手，一把无扶手）或一张床及一把椅子 | 稍用手扶着就能够安全地转移 | 4分 |
| | | 绝对需要用手扶才能够安全地转移 | 3分 |
| | | 需要口头提示或监护下能够转移 | 2分 |
| | | 需要一个人的帮助完成转移 | 1分 |
| | | 为了安全，需要两个人的帮助或监视才能转移 | 0分 |
| 6.无支持闭目站立 | 请闭上眼睛，站立10秒钟 | 能够安全地站10秒钟 | 4分 |
| | | 监护下能够安全地站10秒钟 | 3分 |
| | | 能站3秒钟 | 2分 |
| | | 闭眼不能达3秒钟，但能稳定站立 | 1分 |
| | | 为了不摔倒而需要帮助 | 0分 |

**续表**

| 检查项目 | 指令 | 评分标准 | |
|---|---|---|---|
| 7.双脚并拢站立 | 请你在无帮助情况下双脚并拢站立 | 能够独立地将双脚并拢，并安全站立1分钟 | 4分 |
| | | 能够独立地将双脚并拢，并在监护下站立1分钟 | 3分 |
| | | 能够独立地将双脚并拢，但不能保持30秒钟 | 2分 |
| | | 需要别人帮助将双脚并拢，但能够双脚并拢的情况下站15秒钟 | 1分 |
| | | 需要别人帮助将双脚并拢，双脚并拢站立不能保持15秒钟 | 0分 |
| 8.站立位双上肢前伸并向前移动 | 将手臂抬高90°，伸直手指并尽力向前伸，请注意双脚不要移动（测试时，先将一根皮尺横向固定在墙壁上。受试者上肢前伸时，测量手指起始位和终末位之间的距离。如果可能的话，为了避免躯干旋转受试者要两臂同时前伸） | 能够自信的向前伸>25 cm | 4分 |
| | | 能够安全地向前伸出>12 cm | 3分 |
| | | 能够安全地向前伸出>5 cm | 2分 |
| | | 上肢可以向前伸出，但需要监护 | 1分 |
| | | 在向前伸展时失去平衡或需要外部支持 | 0分 |

**续表**

| 检查项目 | 指令 | 评分标准 | |
|---|---|---|---|
| 9.站立位下拾物 | 从地面捡起鞋子 | 能够轻易且安全地将鞋捡起 | 4分 |
| | | 能够将鞋捡起，但需要监护 | 3分 |
| | | 伸手向下2～5 cm且独立地保持平衡，但不能将鞋捡起 | 2分 |
| | | 尝试向下捡鞋的动作时需要监护，但不能将鞋捡起 | 1分 |
| | | 不能试着做伸手向下捡鞋的动作，或需要帮助免于失去平衡或摔倒 | 0分 |
| 10.转身向后看 | 双脚不动，从左肩上向后看，再从右肩上向后看。检查者在受检者正后方拿个东西，鼓励患者转身 | 从左右侧向后看，重心转移良好 | 4分 |
| | | 仅从一侧向后看，另一侧重心转移较差 | 3分 |
| | | 仅能转向侧面，但身体的平衡可以维持 | 2分 |
| | | 转身时需要监护 | 1分 |
| | | 需要帮助以防失去平衡或摔倒 | 0分 |
| 11.转身360° | 转身1周，然后暂停，再反向转身1周 | 两侧均能在≤4秒钟的时间内，安全地转身一周 | 4分 |
| | | 在≤4秒钟的时间内，仅能从一个方向安全地转身360° | 3分 |
| | | 两侧均能够安全地转身360°，但动作缓慢 | 2分 |
| | | 需要密切监护或口头提示下完成转身动作 | 1分 |
| | | 转身时需要帮助 | 0分 |

**续表**

| 检查项目 | 指令 | 评分标准 | |
|---|---|---|---|
| 12.双足交替踏台阶（20 cm） | 请交替用脚踏在台阶/踏板上，连续做直到每只脚接触台阶/踏板4次 | 能够安全且独立地在20秒钟的时间内完成8次 | 4分 |
| | | 能够独立地站，完成8次>20秒钟 | 3分 |
| | | 在监护能够完成4次 | 2分 |
| | | 需要少量帮助能够完成>2次 | 1分 |
| | | 需要帮助以防止摔倒或完全不能做 | 0分 |
| 13.双脚前后站 | 将一只脚放在另一只脚正前方。如果不行，可扩大步幅，前脚后跟应在后脚脚趾前面。（在评定3分时，步幅超过另一只脚长度，宽度接近正常人走步宽度） | 能够独立地将双脚一前一后地排列（无距离）并保持30秒钟 | 4分 |
| | | 能够独立地将一只脚放在另一只脚的前方（有距离，步宽接近受试者正常步宽）并保持30秒钟 | 3分 |
| | | 能够独立地迈一小步并保持30秒钟 | 2分 |
| | | 向前迈步需要帮助，但能够保持15秒钟 | 1分 |
| | | 迈步或站立时失去平衡 | 0分 |
| 14.单腿站立 | 不需帮助情况下尽最大努力单腿站立 | 能够独立抬腿并保持>10秒钟 | 4分 |
| | | 能够独立抬腿并保持5～10秒钟 | 3分 |
| | | 能够独立抬腿并保持≥3秒钟 | 2分 |
| | | 试图抬腿，不能保持3秒钟，但可维持独立站立 | 1分 |
| | | 不能抬腿或需要帮助以防摔倒 | 0分 |

计分方式：每一评定项目分为0、1、2、3、4五个功能等级予以计分；4分表示能够正常完成所检查的动作；0分则表示不能完成或需要大量帮助才能完成；最低分为0分，最高分为56分；分数越高平衡能力越好

Berg量表得分与跌倒风险及行走能力的关系：0～20分，平衡功能差，患者需乘坐轮椅；21～40分，有一定的平衡能力，患者可在辅助下步行；<40分，有跌倒的危险；<45分跌倒风险增大；45分通常作为老年人跌倒风险的临界值；41～56分，平衡功能较好，患者可独立步行。

### 附录2-10-3　协调功能评定方法举例

人体姿势的保持和随意运动的完成，与大脑、基底节、小脑、前庭系统、深感觉等有密切的关系，这些系统的损害将导致运动的协调不良、平衡障碍，也是导致老年人跌倒的常见原因之一。协调的评估包括平衡性协调试验和非平衡性协调试验，其中平衡性协调试验可参考平衡的评估，非平衡性协调试验如下：

（1）指鼻试验：让患者肩外展90°，伸直位，然后用示指指尖指鼻尖。

（2）指–指试验：患者与检查者面对面，检查者将示指举在患者面前，让患者用自己的示指指尖触检查者的示指指尖。检查者可以变换其示指的位置，以评估距离、方向改变时患者的应变能力。

（3）拇指对指试验：让患者先双肩外展90°，伸肘，再向中线靠拢，双手拇指相对。

（4）示指对指试验：让患者先双肩外展90°，伸肘，再向中线靠拢，双手示指相对。

（5）对指试验：让患者将拇指依次与其他各指尖相对，并逐渐加快。

（6）握拳试验：交替地用力握拳和充分伸张各指，并逐渐加快。

（7）旋转试验：上臂紧靠躯干，屈肘90°，掌心交替向上和向下，并逐渐加快。

（8）拍手试验：屈肘，前臂旋前，在膝上拍手。

（9）拍地试验：患者坐位，足触地，用脚尖拍地。膝不能抬起，足跟不离地。

（10）指–趾试验：患者仰卧，让其用趾触检查者的手指，检查者可改变方向和距离。

（11）跟–膝–胫试验：患者仰卧，让其用一侧的足跟在另一侧下肢的膝及胫骨前方上下滑动。

（12）画圆试验：患者用上肢或下肢在空气中画出想象中的圆。

（13）轮替试验：患者屈肘90°，双手张开，一手向上，一手向下，交替变换，并逐渐加快。

评分标准：5分—正常；4分—轻度障碍，能完成，但速度和熟练程度比正常稍差；3分—中度障碍，能完成，但协调缺陷明显，动作慢，不稳定；2分—重度障碍，只能开始动作而不能完成；1分—不能开始动作。

各试验分别评分并记录，有异常，则提示协调功能障碍。

### 附录2-10-4　坐姿及步态评定方法

1. 评估坐位下脊柱及骨盆是否处于中立位，是否存在驼背、侧屈、过伸、倾斜、扭转等力线问题。站位下除脊柱及骨盆力线外，关注髋、膝、踝的生物力学问题。

2. 评估异常步态的原因，是否存在偏瘫步态、蹒跚步态、跨域步态、臀大肌步态、臀中肌步态等异常步态，并分析其与基础疾病的关系。

| 步态障碍的分类 | 常见原因 |
| --- | --- |
| 神经性因素 | 肌无力和痉挛、传入神经阻滞、锥体外系疾病、小脑性共济失调、前庭功能障碍、额叶功能障碍、直立性肌阵挛、精神性步态障碍、意识模糊状态、老年人特发性步态障碍等 |
| 非神经性因素 | 视力丧失、骨科疾病、风湿性疾病、疼痛、药物副作用、心肺疾病等 |

3. 步行能力评定，可使用Hoffer步行能力分级评估严重程度，它是一种客观的分级方法，通过分析可以了解患者是否可以步行以及确定是哪一种行走的形

式，具体内容为：①不能行走者；②非功能性步行者：用膝—踝—足矫形器、拐等能在治疗室内行走，能耗大、速度慢、距离短、无功能价值，但有预防压疮、血液循环障碍、骨质疏松的治疗意义，又称治疗性步行；③家庭性步行者：用踝—足矫形器、手杖等可以在家行走自如，但不能在室外长久进行；④社区性步行者：用踝—足矫形器、手杖或甚至不用，可以在室外和所在社区内行走，但时间不能长，否则仍需要轮椅。

# 参考文献

［1］ World Health Organization. World Health Global Report on Falls Prevention in Older Age. https://www.who.int/ageing/publications/Falls-prevention7 March.pdf. ［IC/OL］［2018-12-01］.

［2］ Thapa PB, Brockman KG, Gideon P, Injurious falls in nonambulatory nursing home residents: a comparative study of circumstances, incidence, and risk factors［J］.J Am Geriatr Soc, 1996（3）: 273-278.

［3］ Berry S, Kiel PD. Falls: Prevention in nursing care facilities and the hospital setting. ［A/OL］［2020-01-25］. https: //www.uptodate.cn/contents/zh-Hans/ falls-prevention-in-nursing-care-facilities-and-the-hospital-setting?search=fa ll&source=search_result&selectedTitle=5 ~ 150&usage_type=default&display_ rank=5.

［4］ Von Renteln-Kruse W, Krause T. Incidence of In-Hospital Falls in Geriatric Patients Before and After the Introduction of an Interdisciplinary Team‐Based Fall-Prevention Intervention［J］. J Am Geriatr Soc, 2007（12）: 2068- 2074.

［5］ Schwendimann R, Bühler H, De Geest S. Characteristics of hospital inpatient falls across clinical departments［J］. Gerontology, 2008（6）: 342-348.

［6］ Morse J M, Black C, Oberle K, et al.A prospective study to identify the fall-prone patient［J］. Soc Sci Med, 1989（1）: 81-86.

［7］ Hendrich A, Bender P S, Nyhuis A W, et al.Validation of the Hendrich II Fall Risk Model: A large concurrent case/control study of hospitalized patients［J］. App Nurs Res, 2003（1）: 9-21.

［8］Schmid N A. Reducing patient falls：a research-based comprehensive fall pre-vention program［J］. Mil Med，1990（5）：202-207.

［9］Oliver D，Britton M，Seed P，et al. Development and evaluation of evidence based risk assessment tool（STRATIFY）to predict which elderly inpatients will fall：case-control and cohort studies［J］. BMJ，1997（7115）：1049-1053.

［10］Poe S S，Cvach M，Gartrelu D G，et al. An evidence-based approach to fall risk assessment，prevention，and management：Lessons learned［J］. J Nurs Care Qual，2005（2）：107-116.

［11］（美）罗伯特·L.凯恩，约瑟夫·G.欧蓝德，芭芭拉·雷斯尼克，等. 老年医学临床精要［M］.第 7 版.天津：天津科技翻译出版有限公司，2017：419.

［12］谭敏，胡秀英，刘祚燕. 老年人平衡功能评估与训练研究新进展［J］.华西医学，2019，34（01）：86-90.

［13］中国老年保健医学研究会老龄健康服务与标准化分会，《中国老年保健医学》杂志编辑委员会.居家老年人运动功能评估与干预专家共识［J］.中国老年保健医学，2018（3）：52-56.

［14］李金鑫，李宁，高婷，等. 社区老年人群预防跌倒干预措施：美国预防服务工作组推荐声明［J］.中国卒中杂志，2018（10）：1063-1071.

［15］Conradsson M，Lundin-Olsson L，Lindelöf N，et al. Berg Balance Scale：Intrarater Test-Retest Reliability Among Older People Dependent in Activities of Daily Living and Living in Residential Care Facilities［J］. Phys Ther，2007（9）：1155-1163.